Abhandlungen aus dem Bundesgesundheitsamt · Heft 9

Zur Durchführung der gesetzlichen Pockenschutzimpfung

Stellungnahme und Vorschläge des Bundesgesundheitsamtes
nach dem Stand vom 15. Juli 1970

Herausgegeben von Werner Anders

unter Mitarbeit von

Bonin · Doose · Ehrengut · Haas · Habs · Hartung · Hein · Hennessen
Herrlich† · Hoffmann · Jerne · Kemna · Kleinschmidt · Lewandowski
Lundt · Mayr · Peters · Petzel · Pöhn · Posch · Richter · Siegert · Spiess
Staack · Weber · Weinhold · Weise · Wiesener · Wohlrab · Stickl

Mit 5 Abbildungen

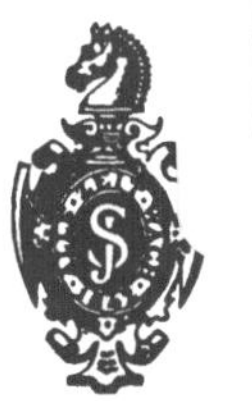

Springer-Verlag Berlin · Heidelberg · New York 1970

Für die Bereitstellung und Anfertigung von Abbildungen ist zu danken

der Bundesanstalt für Materialprüfung in Berlin,
den Behring-Werken in Marburg und
den Landesimpfanstalten in Düsseldorf und München.

ISBN-13:978-3-540-05286-9   e-ISBN-13:978-3-642-65120-5
DOI: 10.1007/978-3-642-65120-5

Inhaltsverzeichnis

Vorwort

Zum zweiten Mal legt das Bundesgesundheitsamt einer breiteren Öffentlichkeit ein Gutachten zu Fragen der Pockenschutzimpfung vor. Es setzt damit die Behandlung eines Auftrages fort, der — schon kurz nach Errichtung des Amtes aufgenommen — ersten sichtbaren Ausdruck in dem „Gutachten des Bundesgesundheitsamtes über die Durchführung des Impfgesetzes"* gefunden hatte (1959). Seit 1954 hat sich das Amt laufend und nicht nur aus jeweils aktuellen Anlässen heraus mit dem umfangreichen Fragenkomplex beschäftigt, der durch den Titel des Gutachtens von 1959 nur teilweise umschrieben ist. Die Schutzimpfung als Mittel, die Pocken zu verhüten und zu bekämpfen, bildete auch einen der Schwerpunkte eines Seminars, das vom Bundesgesundheitsamt im November 1962 in Berlin veranstaltet worden war. Seine Ergebnisse sind 1963 unter dem Titel „Praxis der Pockenbekämpfung" veröffentlicht worden**.

Das Bundesgesundheitsamt informiert und berät seit seiner Gründung die zuständigen Behörden für deren Entscheidungen durch Veröffentlichungen und Stellungnahmen. Dies geschieht auf Grund eigener wissenschaftlicher Erkenntnisse, kritischer Würdigung der Fachliteratur und nicht zuletzt der Beobachtung von Vorgängen, Möglichkeiten und Bedürfnissen der Praxis. Wissenschaftliche und praktische Erkenntnisse werden schließlich auf ihre Anwendbarkeit im Gesundheitswesen überhaupt und im öffentlichen Gesundheitsdienst im besonderen geprüft. Nach diesen Grundsätzen ist auch das vorliegende Gutachten erstattet worden.

Wie stets in solchen Fällen hat sich das Amt der Fachkenntnisse und des wertvollen Rates prominenter Sachkenner der verschiedenen einschlägigen Disziplinen erfreuen können. Ihnen allen gilt der Dank des Bundesgesundheitsamtes, nicht zuletzt des für Organisation und Koordination verantwortlichen Herausgebers der vorliegenden Schrift.

Diese basiert zum allergrößten Teil auf dem Text eines Gutachtens, das im März 1970 dem Bundesministerium für Jugend, Familie und Gesundheit und den obersten Landesgesundheitsbehörden vorgelegt wurde. Wie rasch die Entwicklung fortschreitet, wie schnell unter Umständen neuesten Beobachtungen Rechnung getragen werden muß, lehrt die Tatsache, daß innerhalb der Zeit, die seit der Vorlage des Gutachtens bei den obersten Gesundheitsbehörden des Bundes und der Länder vergangen ist, bereits Ergänzungen des ursprünglichen Textes notwendig waren. Außerdem ließ eine eingehende Erörterung des Gutachtentextes mit den Hygienereferenten der Länder einige Änderungen der Diktion im Interesse der Verdeutlichung erwünscht erscheinen. Ein Abweichen von der Grundkonzeption war nicht erforderlich.

---

* Abhandl. a. d. BGA, Heft 2, Berlin—Göttingen—Heidelberg 1959, Springer-Verlag.

** Abhandl. a. d. BGA, Heft 7, 1963.

Nach bewährter Übung des Amtes gliedert sich die vorliegende Schrift in eine gutachtliche Beurteilung im engeren Sinne mit Empfehlungen für Maßnahmen der Verwaltung und der Exekutive und in „Einzelbeiträge". Diese sind nicht Bestandteil des Gutachtens, sondern sollen der Diskussion wissenschaftlicher Auffassungen dienen, den Gutachtentext begründen und dessen Interpretation erleichtern. Sie geben die Auffassung ihrer Autoren wieder.

Der Herausgeber dankt allen Angehörigen des Bundesgesundheitsamtes, die am Zustandekommen des Gutachtens — in welcher Funktion auch immer — beteiligt waren.

Eines Mannes soll an dieser Stelle gedacht werden, der die Abfassung des Gutachtens nicht mehr erlebte: Adolf HERRLICH. In Dankbarkeit sei diese Schrift diesem Forscher und Arzt gewidmet, der ein Leben lang um die Pockenschutzimpfung bemüht war.

Berlin, im Oktober 1970   Der Präsident des Bundesgesundheitsamtes

HENNEBERG

Einführung

Im Jahr 1959 erschien als Heft 2 der „Abhandlungen aus dem Bundesgesundheitsamt" das

„Gutachten des Bundesgesundheitsamtes
über die Durchführung des Impfgesetzes".

Das Gutachten wurde Grundlage für eine Neuordnung einschlägiger Rechts- und Verwaltungsvorschriften der Länder (vgl. S. 79—80).

Nach Ablauf eines Zeitraumes von 10 Jahren schien es geboten, zu prüfen, ob neue wissenschaftliche Erkenntnisse und praktische Erfahrungen zu einer Revision bisher vertretener Auffassungen Anlaß sein müssen. Eine Kommission von Sachverständigen unterstützte das Bundesgesundheitsamt bei dieser Prüfung.

In dieser wirkten unter der Geschäftsführung von Direktor und Professor Dr. ANDERS mit die

Herren	BONIN	(Frankfurt)
	DOOSE	(Kiel)
	EHRENGUT	(Hamburg)
	HAAS	(Freiburg)
	HABS	(Bonn)
	HARTUNG	(Frankfurt/Berlin)
	HEIN	(München)
	HENNESSEN	(Marburg)
	HERRLICH	(München)
	HOFFMANN	(Tübingen)
	JERNE	(Frankfurt)
Frau	Inge KEMNA	(Berlin)
	KLEINSCHMIDT	(Bad Honnef)
	MAYR	(München)
	PETERS	(München)
	PETZEL	(Hannover)
	POSCH	(Düsseldorf)
	RICHTER	(Düsseldorf)
	SIEGERT	(Marburg)
	SPIESS	(München)
	STAACK	(Kiel)
	WEBER	(München)
	WIESENER	(Berlin)
	WOHLRAB	(Hannover)
	STICKL	(München)

Vom Bundesgesundheitsamt waren beteiligt die Herren

ANDERS, LEWANDOWSKI, LUNDT, PÖHN, WEINHOLD und WEISE.

Die vorliegende Stellungnahme beschränkt sich auf die Darstellung neuer Sachverhalte und Konzeptionen und läßt unverändert gültige Aussagen des ersten Gutachtens unberührt. Sie verzichtet auch auf dokumentarische Darstellungen. Das Problem einer Novellierung des Impfgesetzes vom 1. April 1874 fällt nicht unter die hier zu behandelnden Themen.

Die Gesundheitsämter stehen heute nicht mehr vor der Aufgabe, durch Kriegs- und Nachkriegsverhältnisse verursachte Impflücken in impfpflichtigen Jahrgängen zu schließen. Der Überhang an ungeimpften „älteren Erstimpflingen" hatte in der Nachkriegszeit die Frage nach einem erhöhten Erkrankungsrisiko dieser Impflinge an postvakzinaler Enzephalitis aktuell werden lassen.

Die Pockenschutzimpfung dient sowohl dem Impfschutz der Bevölkerung als auch dem des Individuums, diesem insofern, als eine erfolgreiche Erstimpfung für Reisen in Pockenendemiegebiete oder als Schutzmaßnahme bei Pockeneinschleppungen eine nahezu gefahrlose Revakzination ermöglicht. Der durch die gesetzlichen Impfungen erreichte Impfschutz der Bevölkerung der Bundesrepublik hat sich bei mehreren Pockeneinschleppungen bewährt. Es ist bei keiner Einschleppung — auch nicht unter ungünstigen Umständen — zu einer besorgniserregenden Ausbreitung der Pocken gekommen. Hierzu hat allerdings die Vorbereitung und unverzügliche Anordnung von Schutzmaßnahmen durch die Gesundheitsbehörden wesentlich beigetragen.

Seit 1959 sind in der Prophylaxe, Erkennung und Behandlung der I m p f s c h ä - d e n d e s Z e n t r a l n e r v e n s y s t e m s Fortschritte erzielt worden. Die Impfstoffforschung hat zu neuen Erkenntnissen geführt, die sich auf Impfstoffstämme, Herstellungs- und Prüfverfahren erstrecken. Herstellungs- und Prüfverfahren der Wirksamkeit und Unschädlichkeit der von den Staatlichen Impfanstalten produzierten Impfstoffe mußten den Empfehlungen der WHO angepaßt werden. Die Unschädlichkeit der Impfung hängt weitgehend von der Verwendung eines minimal reaktogenen und optimal immunogenen Impfstoffes ab.

Im Interesse einer zuverlässigen Feststellung der Impffähigkeit mußte nach Wegen gesucht werden, die Erkennung von Kontraindikationen in öffentlichen Impfterminen zu erleichtern. Ferner mußte die bessere Nutzung von Dauerimpfstellen und die stärkere Einschaltung von praktizierenden Ärzten in die Durchführung der Impfungen in Betracht gezogen werden.

Die Frage nach dem günstigsten I m p f a l t e r ist in den letzten Jahren lebhaft erörtert worden. Die Diskussion zielte auf einen Zeitpunkt ab, in dem die Erkennung von Kontraindikationen weitgehend gewährleistet, das Impfrisiko auf ein Minimum herabgesetzt ist.

Das B e r i c h t s w e s e n über Störungen des Impfverlaufs bedarf der Umstellung. Die Bewertung der Pockenschutzimpfung, ihrer Methoden, ihrer praktischen Durchführung, ihrer Erfolge und Gefahren bedarf geeigneter Unterlagen, die von den Impfärzten bundeseinheitlich zusammengestellt und nach einheitlichen Kriterien aufbereitet und ausgewertet werden.

Leitsätze

(Zusammenfassung der Ergebnisse)

Allgemeines

Ursprünglich war die einzige erfolgversprechende Maßnahme zur Verhütung und Bekämpfung übertragbarer Krankheiten die A b s o n d e r u n g der Erkrankten („Quarantäne"). Seit der Wende vom 18. zum 19. Jahrhundert ist das Prinzip der S c h u t z i m p f u n g bekannt. Vor etwa 100 Jahren wurden die ersten wirksamen D e s i n f e k t i o n s verfahren entwickelt. Bei der Planung von Verhütungs- und Abwehrmaßnahmen ist stets zu prüfen, welche Erfolgsaussichten jedem einzelnen der vorgenannten Verfahren zugesprochen werden können, welche Risiken ihm innewohnen und ob und inwieweit die einzelnen Maßnahmen untereinander austauschbar sind. Die Geschichte der Pocken hat gezeigt, daß Absonderung und Desinfektion a l l e i n keinen wirksamen Schutz gegen Pocken schaffen können, sondern daß auf die Schutzimpfung vorerst nicht verzichtet werden kann.

Impffähigkeit

Der Impfarzt muß im öffentlichen Impftermin den Regelfall der unzweifelhaften Impffähigkeit vom Sonderfall trennen, bei dem Zweifel an der Impffähigkeit bestehen. Jeder Impfling, bei dem aufgrund der Vorgeschichte, die u. U. durch Befragung und/oder Rückgriff auf objektive Unterlagen (Krankenblätter) vertieft werden soll, oder des Untersuchungsbefundes (vgl. Merkblatt über die Pockenschutzerst- bzw. Wiederimpfung und die Richtlinien für Impfärzte) Zweifel an der Impffähigkeit aufkommen, muß als „Sonderfall" behandelt werden. Die Impffähigkeit solcher Impflinge kann durch fachärztliche Beratung seitens eines Pädiaters oder Neurologen festgestellt oder der Impfling einer Dauerimpfstelle überwiesen werden, in der u. U. spezielle Untersuchungs- und Impfmethoden angewendet werden können. Diese Impflinge können auch zu Sonderterminen geladen und vom Impfarzt gemeinsam mit Fachärzten auf Impffähigkeit untersucht werden.

Abgesehen von den vorerwähnten Möglichkeiten wird daher mit einer stärkeren Beteiligung solcher niedergelassener Ärzte an der Durchführung der gesetzlichen Pockenschutzimpfung zu rechnen sein, die über hinreichende Kenntnisse auf dem Gebiet des Impfwesens, der Diagnose und Beurteilung von Kontraindikationen der Impfung verfügen. Dies setzt allerdings voraus, daß die hierzu erforderlichen Fortbildungsmöglichkeiten geschaffen und im erforderlichen Umfang genutzt werden.

Die Empfehlung des Gutachtens von 1959, S. 67, öffentliche Impftermine stets von zwei Ärzten durchführen zu lassen — von denen einer möglichst Facharzt für Kinderheilkunde sein sollte — war nicht realisierbar.

Impfalter

Das Gutachten von 1959 enthält auf Seite 58 Abs. 1 die Empfehlung, die Pocken-schutzimpfung im z w e i t e n L e b e n s h a l b j a h r , jedoch nicht später als bei Ablauf des dritten Lebensjahres durchzuführen. Auf Grund in der Zwischenzeit erschienener Veröffentlichungen zu diesem Fragenkomplex stand in den Ausschüssen der Pockenkommission die Frage einer Terminierung auf das zweite oder vierte Lebens h a l b jahr im Mittelpunkt der Diskussion.

Die noch bestehenden Mängel der Impf- und Impfschadensstatistik, die im wesent-lichen auf Unterschiede der Beurteilungsmaßstäbe, der Erfassungsmethoden, der Untersuchungspopulationen, der Impfstoffstämme, der geographischen und zeitlichen Differenzen der Beobachtungen zurückgehen, machen eine fehlerkritisch exakte Beweisführung für die verschiedenen Auffassungen solange unmöglich, als sich ein-schlägige Untersuchungen nicht auf die Ergebnisse prospektiver Untersuchungen stützen können. Stellt man die Kriterien zusammen, die einer Empfehlung über das günstigste Impfalter zugrunde gelegt werden können, so ergibt sich, daß im ersten und zweiten Lebenshalbjahr die Letalität der Impfkomplikationen des zentralen Ner-vensystems und die Zahl der koinzidierenden Todesfälle größer (BERGER, EHREN-GUT, STICKL), hingegen das Auftreten von Fieberkrämpfen seltener ist (EHREN-GUT, STICKL) als im vierten Lebenshalbjahr. Beim älteren Impfling sind Kontra-indikationen der Impfung leichter erkennbar (STICKL), die Eingliederung der Pockenschutzerstimpfung in den Impfkalender ist weniger schwierig als im zweiten Lebenshalbjahr. Die Extreme der Empfehlungen für den Zeitpunkt der Erstimpfung liegen beim 3. Lebens m o n a t (EHRENGUT) und dem 7. Lebens j a h r (DOOSE).

EHRENGUT berichtet, daß die Mortalität der Geimpften im ersten Lebensjahr dreimal so hoch ist wie die der im zweiten Lebensjahr Geimpften, und daß diese dem Verhalten der Gesamtmortalität in diesen beiden Altersgruppen entspricht. Nach BERGER entfiel in Österreich in den Jahren 1959 bis 1966 ein „postvakzinaler To-desfall" auf 9000 Impfungen im e r s t e n Lebensjahr und auf 42 000 Impfungen im z w e i t e n Lebensjahr. STICKL stimmt mit BERGER, SEITELBERGER, MARENNIKOWA und RHODE in der Mahnung überein, nicht zu früh zu impfen und empfiehlt (zuletzt in Münch. med. Wschr. **112** [1970] 42) für die Pockenschutz-erstimpfung die Zeit n a c h dem dritten Lebensjahr.

Aus den genannten Gründen sollte im Rahmen ö f f e n t l i c h e r I m p f t e r -m i n e das 2. und 3. Lebensjahr bevorzugt werden. Bei der E i n z e l i m p f u n g kann von dieser Empfehlung abgewichen werden, wenn die Impffähigkeit durch be-sondere Untersuchungen festgestellt worden ist.

An der Empfehlung des Gutachtens von 1959 (S. 53), Erstimpflinge, die das 3. Le-bensjahr überschritten haben, von der Impfpflicht zu befreien, braucht nicht mehr festgehalten zu werden. Solche Erstimpflinge können, sofern sonst keine Impfhinder-nisse bestehen, geimpft werden, wenn sie einer immunbiologischen Vorbehandlung (Immunglobulin, Vakzine-Antigen) unterzogen worden sind.

Impfmethoden

Die Impfmethode muß eine Erfolgskontrolle ermöglichen. Die obligatorische Nach-schau gestattet ein Urteil über die Wirksamkeit des Impfstoffes und die Impftechnik. Für die Erstimpfung ist daher nur ein narbenerzeugendes Impfverfahren geeignet. Anläßlich einer späteren Wiederimpfung erbringt die Impfnarbe den Nachweis, daß der Impfling immunologisch ein Wiederimpfling ist. Es bestehen indessen keine Bedenken, bei W i e d e r impfungen auch andere Verfahren anzuwenden.

Komplikationen des Impfverlaufs mit Lokalisation im Zentralnervensystem

Mit der Pockenschutzimpfung zeitlich und ursächlich in Zusammenhang stehende zentralnervöse Komplikationen sind selten. Sie treten in zwei neurohistologisch differenzierbaren Formen auf: die postvakzinale Enzephalopathie innerhalb der ersten beiden Lebensjahre und die postvakzinale Enzephalitis (diffuse perivenöse Herdenzephalitis) vorwiegend jenseits des 2. Lebensjahres. Die Letalität der postvakzinalen Enzephalopathie ist hoch. Sie ist um so höher, je jünger das erkrankte Kind ist. Bei der postvakzinalen Enzephalitis liegt sie zwischen 20 und 30 %.

Bei der postvakzinalen Enzephalitis (pvE) handelt es sich um eine perivenöse Entmarkungsenzephalitis. Das Gutachten von 1959 hat sich mit dieser seinerzeit bedeutsamsten zentralnervösen Komplikation des Impfverlaufs ausgiebig beschäftigt.

Bei der postvakzinalen Enzephalopathie (pvEp) steht im Vordergrund des pathologisch-anatomischen Bildes eine Zunahme des Hirnvolumens durch seröse Exsudation aus den Markvenolen. Zeichen einer Entzündung fehlen.

Die Frage nach Ä t i o l o g i e und P a t h o g e n e s e der zentralnervösen Impfkomplikationen ist noch immer nicht endgültig gelöst. Nach vorherrschender Auffassung spielt für die pvE die Infektion des Zentralnervensystems mit Vaccinia-Virus aber eine Rolle. Obwohl bisher eine Infektion der Nervenzellen dabei nicht beobachtet werden konnte, sprechen die histologischen Veränderungen für eine Immunreaktion vom Spättyp, die sich in den Herden um die Hirnvenolen abspielt. Im übrigen wird auf Merkblatt Nr. 14 des Bundesgesundheitsamtes „Erkrankungen des Zentralnervensystems nach Pockenschutzimpfung" (Ausgabe August 1968) verwiesen.

Impfstoffherstellung

Für die Impfstoffherstellung ist ein Vacciniavirusstamm zu verwenden, dessen immunogene Wirksamkeit und Unschädlichkeit den Anforderungen der Weltgesundheitsorganisation entspricht. In der Bundesrepublik stehen mehrere bewährte Vacciniavirusstämme zur Verfügung: BERLIN, ELSTREE und HAMBURG. Im Gutachten von 1959 wurde aufgrund vergleichender experimenteller Untersuchungen der Stamm BERN empfohlen. Neuere Vergleiche von Impfstoffen aus den Stämmen BERLIN, ELSTREE und HAMBURG mit einem solchen aus dem Stamm BERN ergaben eine Überlegenheit der erstgenannten gegenüber BERN. Mit diesem läßt sich kein Impfstoff mit dem erforderlichen Virusgehalt herstellen. Der ELSTREE-Stamm zeichnet sich durch gute Verträglichkeit, hohe Erfolgsrate und gute immunogene Wirkung aus. Die Verwendung eines Impfstoffes aus e i n e m Saatvirus durch a l l e impfenden Ärzte ist u. a. für eine einwandfreie Auswertung der Impfund Impfschadensstatistik zweckmäßig. In vier Staatlichen Impfanstalten der Bundesrepublik wird zur Impfstoffherstellung bereits der ELSTREE-Stamm verwendet. Ein gewerblicher Hersteller wird bei Wiederaufnahme der Produktion ebenfalls mit diesem Stamm arbeiten. Damit bahnt sich die bundeseinheitliche Verwendung e i n e s Ausgangsstammes an.

Wenn sie erreicht sein wird, muß trotzdem ständig an der Weiterentwicklung der Impfstoffstämme gearbeitet werden.

Impfstoffkonzentration

In der Anlage 7 zum Anhang 2 des Gutachtens von 1959 (S. 159) wurde von einer Viruskonzentration der Stammlymphe von 10^6 bis 10^7 PFU[*] in 0,1 ml (= 10^7 bis 10^8 PFU/ml) ausgegangen. Nach entsprechender Verdünnung haben die Gebrauchsimpfstoffe eine Viruskonzentration um $5 \cdot 10^6$ PFU/ml. Die Weltgesundheitsorganisation fordert für Impfungen im internationalen Reiseverkehr einen Impfstoff mit einem Virusgehalt von über 10^8 PFU/ml (Wld Hlth Org. Techn. Rep. Ser., 1966 Nr. **323** und 1968 Nr. **393**).

Seit dem 1. 1. 1967 muß in der internationalen Bescheinigung über Impfung oder Wiederimpfung gegen Pocken bestätigt werden, daß der verwendete Impfstoff dieser Forderung entspricht.

Die Bedenken gegen die Verwendung eines auf 10^8 PFU/ml eingestellten Impfstoffes für E r s t impfungen wegen zu heftiger lokaler und allgemeiner Impfreaktionen haben sich vor allem bei Verwendung des Stammes ELSTREE als unbegründet erwiesen. Im übrigen besteht keine feste Abhängigkeit zwischen Grad und Ausmaß der Lokalreaktion und der Häufigkeit zerebraler Impfkomplikationen. Somit steht nichts der Forderung entgegen, künftig nur Impfstoffe mit einer Konzentration von über 10^8 PFU/ml für Impfungen nach dem Impfgesetz, dem Bundes-Seuchengesetz oder im internationalen Reiseverkehr zu verwenden. Ein Impfstoff dieser Konzentration ist für sämtliche Anwendungsgebiete, selbst zur Immunisierung von Personen mit hohem Expositionsrisiko, geeignet.

Vaccinia-Antigen

Die Verabfolgung von Vaccinia-Antigen führt bei Ungeimpften für die Dauer von 4 bis 6 Wochen einen immunologischen Status herbei, der dem eines Wiederimpflings entspricht. Sie vermag auch bei Wiederimpflingen, deren letzte Impfung Jahrzehnte zurückliegt, die allgemeine Impfreaktion abzuschwächen.
Vaccinia-Antigen ist n i c h t geeignet,

a) die Pockenschutzimpfung zu ersetzen,

b) die durch Kontraindikationen bedingte Impf u n fähigkeit aufzuheben;
vgl. Abschn. „Impfalter" S. 70.

Vaccinia-Immunglobulin

Auf dem Prinzip der passiven Immunisierung beruht die Verabreichung von Vaccinia-Immunglobulin gleichzeitig mit oder kurz nach der Pockenschutzimpfung. Das Vorgehen dient der Abschwächung der a l l g e m e i n e n Impfreaktion. Das handelsübliche 16%ige humane Gammaglobulin besitzt nur eine unzureichende spezifische Wirkung.

---

[*] PFU = Pock Forming Units

I. Empfehlungen zur Neufassung von Richtlinien, Merkblättern und Vordrucken

Die im Gutachten von 1959 gegebenen Empfehlungen zur Neufassung der Anlagen des Runderlasses des RMdI vom 19. 4. 1940 (RMBliV 1940 S. 836) sind von den Ländern mit geringen Abweichungen vom vorgeschlagenen Text in Kraft gesetzt worden (vgl. Zusammenstellung der Rechts- und Verwaltungsvorschriften S. 79–80). Diese Druckschriften von stark unterschiedlicher Bedeutung mußten überarbeitet werden.

Die Neufassungen ersetzen nun nicht mehr die Anlagen des o. g. Runderlasses vom 19. 4. 1940, da dieser durch den Bundesminister des Innern am 1. 1. 1960 aufgehoben worden ist, sondern stellen Empfehlungen für den Ersatz der Anlagen zu den geltenden Länderregelungen dar.

Die Merkblätter über die Pockenschutz-Erst- und Wiederimpfung folgen stärker dem Gedanken der Impfwerbung als des Impfzwanges

Das Formblatt „Bericht über eine Störung des Impfverlaufs" entspricht in höherem Maße sozialmedizinischem Denken und berücksichtigt stärker als sein Vorgänger den Ablauf des Meldeverfahrens. Der Teil I enthält lediglich die Anzeige über eine dem Gesundheitsamt zur Kenntnis gekommene Störung des Impfverlaufs. Teil II dokumentiert das Ergebnis der Ermittlungen des Gesundheitsamtes. Teil III fordert Angaben zum Zusammenhang zwischen Impfung und Schädigung und über die Folgezustände, falls solche noch zwei Jahre nach Bekanntwerden der Schädigung nachweisbar sind. Das Formblatt ist in einem Bundesland bereits erfolgreich erprobt worden.

Die Neufassung der „Impfschadensanzeige" ermöglicht eine bessere Befunddokumentation, eine zuverlässigere Erfassung der Impfschadensfälle nach Art, Zahl und Verlauf, nicht zuletzt auch der Folgezustände. Damit dient es über eine reine Impfschadensstatistik hinaus dem Bemühen um eine zuverlässige Beurteilung des Impfrisikos unter Berücksichtigung des Vacciniavirusstammes, des Alters der Impflinge und sonstiger Umstände.

Der Entwurf der „Richtlinien für die Einrichtung und den Betrieb der Staatlichen Impfanstalten" ist in erster Linie für die Impfstoffherstellung von Interesse, aber insoweit allgemein wichtig, als diese Richtlinien den neuesten Stand der wissenschaftlichen Erkenntnisse zur Frage der Unschädlichkeit des Impfstoffes widerspiegeln. Ein nach diesen Richtlinien hergestellter Impfstoff ist sowohl für Impfungen nach dem Impfgesetz wie für solche im internationalen Reiseverkehr geeignet und entspricht dem Vaccinum variolae des entsprechenden Abschnittes der Europäischen Pharmakopoe.

Entwurf von Richtlinien für die Einrichtung und den Betrieb der staatlichen Impfanstalten

0   Vorbemerkung

0.1   Der Pockenimpfstoff enthält vermehrungsfähiges Vaccinia-Virus.

0.2   Die folgenden Richtlinien sollen Normen für Herstellung und Prüfung von Pockenimpfstoffen schaffen, um deren gleichmäßige Wirksamkeit und Unschädlichkeit zu gewährleisten.

Die Richtlinien enthalten Mindestanforderungen; sie sollen die Voraussetzungen für weitere Fortschritte schaffen.

0.3   Die Impfanstaltsleiter sind gehalten, bei der Erfüllung ihrer Aufgaben neue wissenschaftliche Erkenntnisse zu berücksichtigen und Erfahrungen mit den Leitern anderer Impfanstalten auszutauschen.

1   Personal

Unbeschadet arzneimittelrechtlicher Vorschriften gelten für das Personal der Impfanstalten folgende Anforderungen:

1.1   Der L e i t e r einer staatlichen Impfanstalt muß ein Arzt sein, der in der Herstellung von Pockenimpfstoff und im Impfwesen einschließlich der Begutachtung von Impfschadensfällen erfahren ist. Der Leiter und die wissenschaftlichen Mitarbeiter der Impfanstalt sollen durch wissenschaftliche Untersuchungen und durch Auswertung eigener Erfahrungen zum Fortschritt im Impfwesen beitragen, Ärzte im Impfwesen und in der Pockendiagnostik fortbilden und die Gesundheitsbehörden beraten.

1.2   Die M i t a r b e i t e r müssen auf Grund ihrer Vorbildung für ihre Tätigkeit qualifiziert sein. Ihre Zahl muß so bemessen sein, daß die Forderungen dieser Richtlinien erfüllt werden können.

1.3   Personen, die mit anderen Mikroorganismen gearbeitet haben, dürfen am gleichen Tage nicht mehr in der Impfstoffherstellung arbeiten.

1.4   Der Gesundheitszustand des Personals muß den Anforderungen der Richtlinien „Gesundheitliche Betreuung der Beschäftigten im Gesundheitsdienst und in der Wohlfahrtspflege zum Schutz vor Berufskrankheiten" der Berufsgenossenschaften entsprechen. Alle in der Impfanstalt tätigen Personen müssen einen wirksamen Impfschutz gegen Pocken besitzen.

2   Räume

2.0   Die Anzahl der erforderlichen Betriebsräume richtet sich nach dem Herstellungsverfahren und dem Umfang der Impfstoffproduktion. Bei der Raumbemessung gilt die Forderung, daß in einem Raum nicht gleichzeitig verschiedene Herstellungsschritte durchgeführt werden dürfen.

2.1 Es sollen getrennte Räume vorhanden sein.

2.1.1 Bei der Impfstoffgewinnung am Großtier:

2.1.1.1 für die Reinigung der Tiere,

2.1.1.2 für die Unterbringung der Tiere vor der Beimpfung,

2.1.1.3 für die Unterbringung der Tiere nach der Beimpfung,

2.1.1.4 für die Beimpfung der Tiere und Gewinnung der Virusernte,

2.1.1.5 für die Reinigung und Sterilisierung des zur Tierhaltung erforderlichen Geräts,

2.1.1.6 für die Aufbewahrung und Zubereitung von Viehfutter und Streu.

2.1.2 Bei der Impfstoffgewinnung in der Zellkultur:

2.1.2.1 für die Herstellung der Zellkulturen,

2.1.2.2 für die Beimpfung und Virusernte der Zellkultur.

2.1.3 Bei der Impfstoffgewinnung im Brutei:

2.1.3.1 für die Kontrolle und Bebrütung der Eier vor der Beimpfung,

2.1.3.2 für die Vorbereitung der Eier für die Beimpfung,

2.1.3.3 für die Beimpfung und Bebrütung der Eier,

2.1.3.4 für die Gewinnung der Virusernte.

2.1.4 Bei der Weiterverarbeitung des Impfstoffes:

2.1.4.1 für die Abfüllung des Impfstoffes,

2.1.4.2 für die Gefriertrocknung des Impfstoffes,

2.1.4.3 für die Verschluß-, Bedruck- und Verpackungsarbeiten.

2.2.1 Der Impfstoff ist in einem gesonderten Raum aufzubewahren.

2.2.2 Impfstoffprüfung, diagnostische Untersuchungen und Impfstoff-Forschung erfordern unbedingt von der Impfstoffherstellung streng abgetrennte Räume.

2.3 Von den Mindestforderungen kann nur dann abgewichen werden, wenn die Organisation der Arbeitsabläufe gewährleistet, daß nicht verschiedene Tätigkeiten in einem Raum gleichzeitig durchgeführt werden.
Arzneimittelrechtliche Vorschriften bleiben hiervon unberührt.

2.4 Für diagnostische Untersuchungen bei Pocken- oder Pockenverdachtsfällen sowie für experimentelle Arbeiten mit dem Variola-Virus ist eine besondere, von den übrigen Räumen getrennte Isoliereinheit erforderlich.

2.5 Für Schutzimpfungen und klinische Untersuchungen müssen besondere Räume zur Verfügung stehen, die von den Räumen für die Impfstoffherstellung und den übrigen Laboratorien getrennt sind.

Sämtliche Räume müssen übersichtlich, leicht zugänglich und so beschaffen sein, daß sie sich leicht reinigen und desinfizieren lassen.

2.6 Büroräume, Aufenthaltsräume, Umkleideräume, Sanitärräume, Abstell- und andere Nebenräume müssen zusätzlich in ausreichender Zahl vorhanden sein.

2.7 Wohnräume für das Anstaltspersonal müssen einen gesonderten Eingang besitzen.

2.8 Einrichtungsgegenstände und Apparate, die der Impfstoffherstellung dienen, dürfen nicht zu anderen Zwecken verwendet werden.

Brut-, Kühl- und Sterilisationseinrichtungen müssen mit hoher Präzision arbeiten und mit Registriergeräten versehen sein.

2.9 Impfstoffe unterschiedlicher Herkunft dürfen n i c h t gleichzeitig in demselben Raum verarbeitet werden.

3   Herstellung und Prüfung

3.1   D e f i n i t i o n e n *

3.1.1   Pockenimpfstoff ist ein flüssiges oder getrocknetes Präparat, das vermehrungsfähiges Vaccinia-Virus aus der Haut lebender Tiere, aus Zellkulturen oder Bruteiern enthält und den folgenden Richtlinien entspricht. Sofern es den geltenden Anforderungen der Weltgesundheitsorganisation genügt, ist seine internationale Bezeichnung: Vaccinum variolae

3.1.2   Primäres Saatvirus

Ein Vorrat eines an die Haut lebender Tiere adaptierten und darin gezüchteten Virus, der in einem einheitlichen Arbeitsgang hergestellt worden ist und eine gleichartige Zusammensetzung hat

3.1.3   Sekundäres Saatvirus

Ein gleichartig zusammengesetzter Vorrat eines Virus, das in der Haut lebender Tiere, in Chorioallantoismembranen von Hühnerembryonen oder in Zellkulturen gezüchtet worden und nicht mehr als fünf Passagen vom primären Saatvirus entfernt ist

3.1.4   Virusernte

Das Material, das von einem einzelnen Tier geerntet oder von einer einheitlichen Gruppe von Hühnerembryonen oder von einem einheitlichen Zellkulturansatz nach gleichzeitiger Beimpfung, Bebrütung und Ernte gewonnen worden ist

3.1.5   Stammimpfstoff

Das Material innerhalb des Aufarbeitungsvorganges zwischen Virusernte und Fertigimpfstoff

3.1.6   Fertigimpfstoff

Der abfüllfertige Impfstoff

3.1.7   Abfüllcharge

Eine in einem Arbeitsgang abgefüllte, einheitliche Menge eines Fertigimpfstoffes. Bei Trockenimpfstoffen muß sie außerdem in einem einzigen Trocknungsprozeß lyophilisiert sein

3.1.8   Bezugsimpfstoff

Eine Vaccinia-Viruszubereitung, deren Virusgehalt am internationalen Standardpräparat (vorhanden im International Laboratory for Biological Standards, Statens Seruminstitut Kopenhagen) eingestellt worden ist

3.2   V i r u s s t ä m m e

3.2.1   Der für die Saatvirusherstellung benutzte Virusstamm muß serologisch und morphologisch als Angehöriger der Poxvirusgruppe und durch Protokolle über seine Herkunft und Fortführung als Vaccinia-Virus charakterisiert sein. Er muß

3.2.1.1   durch Bildung charakteristischer Läsionen auf der Kaninchenhaut,

3.2.1.2   durch Bildung charakteristischer Veränderungen auf der Chorioallantoismembran bebrüteter Hühnereier und

---

* Folgende Begriffe sind synonym: Saatvirus = Animpfstoff = Seed virus = Seed lot; Virusernte = Rohimpfstoff = Harvest; Stammimpfstoff = Bulk material; Fertigimpfstoff = Final bulk; Abfüllungscharge = Filling lot.

3.2.1.3 durch Ausbildung charakteristischer Effekte in verschiedenen Zellkulturarten (zytopathischer Effekt, Einschlußkörperchen usw.) als Vaccinia-Virus bestimmt sein.

3.2.2 Der Virusstamm muß so beschaffen sein, daß der aus ihm hergestellte Impfstoff

3.2.2.1 bei ungeimpften Menschen eine Erstimpfreaktion hervorruft und

3.2.2.2 deren Empfänglichkeit so modifiziert, daß bei einer Nachimpfung mit einem Impfstoff bekannter Schutzwirkung eine Wiederimpfreaktion auftritt.

3.3 Anforderungen an das Herstellungsverfahren

3.3.1 Saatvirussystem

Pockenimpfstoffe müssen als erste Passage eines Saatvirus hergestellt werden.

Für die Herstellung von Dermovakzinen dürfen zwischen primären und sekundären Saatviren keine Passagen in Zellkulturen oder Hühnerembryonen durchgeführt werden. Für die Herstellung von Brutei- oder Zellkulturimpfstoffen dürfen Saatviren nicht mehr als fünf Passagen von einer Tierpassage entfernt sein.

Saatviren vom Hühnerembryo dürfen nur für die Herstellung von Bruteiimpfstoffen, Saatviren von der Zellkultur nur für die Herstellung von Zellkulturimpfstoffen verwendet werden.

Die Saatviren müssen allen Anforderungen dieser Vorschrift für die entsprechenden Impfstoffe hinsichtlich Freisein von Bakterien und Fremdviren genügen.

3.3.2 Herstellung der Dermovakzine

Für die Herstellung von Dermovakzinen dürfen nur gesunde Tiere* aus tuberkulose- und brucellosefreien Beständen benützt werden. Die Tiere sind vor der Einstellung durch einen Tierarzt zu untersuchen und dürfen keine Anzeichen einer übertragbaren Krankheit aufweisen. Die Tiere sind vor der Einstellung gründlich mit fließendem, warmem Wasser zu reinigen und von Ektoparasiten zu befreien.

3.3.2.1 Absonderung und Beobachtung der ungeimpften Tiere

Die Tiere sind vor der Beimpfung mindestens 14 Tage lang abzusondern und zu beobachten. Sie sind sauber zu halten und während der Beobachtungszeit tierärztlich zu untersuchen. Ihre Körpertemperatur ist täglich rektal zu messen.

Ein Tier darf erst dann zur Impfstoffherstellung verwendet werden, wenn
    nach tierärztlichem Urteil sämtliche gemeinsam eingestellten Tiere während der Beobachtungszeit keinerlei Anzeichen einer übertragbaren Krankheit aufgewiesen haben, und
    es während der Beobachtungszeit tuberkulinnegativ und brucellosenegativ reagiert hat und keine Salmonellen ausscheidet.

Die Tierlaboratorien, die Gerätschaften und die Schutzbekleidung des Personals sind vor jeder Neubenützung zu reinigen und zu desinfizieren.

3.3.2.2 Impfung der Tiere

Die Tiere sind vor der Impfung gründlich zu waschen und schmerzunempfindlich zu machen. Die Impffläche darf $^1/_5$ der Körperoberfläche des Impftieres nicht überschreiten. Sie ist zu rasieren und möglichst keimfrei zu machen, die übrige Körperfläche des Tieres ist steril abzudecken. Die Impffläche ist nach der Impfung vor Verunreinigung zu schützen.

3.3.2.3 Beobachtung der geimpften Tiere

Der Gesundheitszustand der Tiere ist von der Impfung bis zur Abnahme der Virusernte täglich durch einen Tierarzt zu überwachen. Ihre rektale Körpertempe-

---

* Vgl. hierzu den Beitrag WEINHOLD, S. 49.

ratur ist täglich zweimal zu messen. Zeigt ein Tier Krankheitserscheinungen, die nicht zur Impfreaktion gehören, so ist es von der Impfstoffherstellung auszuschließen. Besteht der Verdacht, daß es sich dabei um eine übertragbare Krankheit handelt, so sind sämtliche dieser Infektion ausgesetzten Tiere von der Impfstoffherstellung auszuschließen.

3.3.2.4   Gewinnung der Virusernte

Das Pustelmaterial soll separat von jedem Tier unter Vermeidung der Beimischung von Blut und unter aseptischen Bedingungen schmerzlos gewonnen werden. Sofern die Impffläche mit Antibiotika behandelt worden ist, sind diese vor der Gewinnung der Virusernte zu entfernen. Unverzüglich nach der Gewinnung ist das Tier zu obduzieren.

Wenn dabei generalisierte oder systemische Veränderungen festgestellt werden, die nicht auf Vaccinia zurückgeführt werden können, so ist die Virusernte von diesem Tier zu verwerfen.

Bestehen Anzeichen, daß es sich um eine übertragbare Krankheit handelt, so ist die Virusernte von der gesamten der Infektion ausgesetzten Tiergruppe zu verwerfen.

3.3.2.5   Weiterverarbeitung der Virusernte

Die Virusernte wird durch Homogenisierung zum Stammimpfstoff verarbeitet. Dieser ist vor dem Zusatz keimhemmender Mittel gemäß 3.4.1.1 bakteriologisch zu prüfen. Wird dabei ein zu hoher Keimgehalt festgestellt, so ist dieser zu vermindern. Anschließend ist der Stammimpfstoff zu reinigen und von Ballaststoffen zu befreien. Er darf mit Glyzerin oder keimhemmenden Mitteln, jedoch nicht mit Antibiotika versetzt werden.

3.3.3   **Herstellung des Zellkulturimpfstoffes**

Für die Herstellung von Zellkulturimpfstoffen dürfen nur primäre Kulturen von morphologisch normalen Zellen krankheitsfreier Tiere verwendet werden. Den Kulturen darf zu keiner Zeit Material menschlichen Ursprungs zugesetzt worden sein. Dem Wachstumsmedium dieser Zellen dürfen Antibiotika, mit Ausnahme von Penicillin und Streptomycin, zugesetzt werden.

3.3.3.1   Viruszüchtung

Das Vaccinia-Virus wird in Zellkulturen unter sterilen Kautelen in einer eiweißfreien und antibiotikafreien Nährlösung vermehrt.

Sofern das Wachstumsmedium der Kulturen Serum oder Antibiotika enthält, sind diese Kulturen so zu waschen, daß diese Substanzen im Verhältnis 1 : 100 000 verdünnt werden.

Von jedem zur Viruszüchtung benützten Kulturansatz werden mindestens 25 % der Kulturen als Z e l l k o n t r o l l e n mitgeführt. Die Zellkontrollen sind — ohne Rücksicht auf den Zeitpunkt der Virusernte — mindestens 14 Tage lang zu beobachten und während dieser Zeit mehrfach mikroskopisch zu kontrollieren. Mindestens 80 % der Zellkontrollen müssen über die ganze Beobachtungszeit bewertbar bleiben. Treten in den Zellkontrollen Veränderungen auf, die den Verdacht auf das Vorliegen eines Fremdvirus erwecken, so ist die zugehörige Virusernte zu verwerfen.

Das am Tage der Virusernte und am 14. Tage nach der Beimpfung der Produktionskultur abgezogene Kulturmedium wird gemäß 3.4.3.2 auf Freisein von Fremdviren geprüft. Am Ende der Beobachtungszeit sind die Zellkontrollen mit Meerschweinerythrozyten im Hämadsorptionstest zu prüfen. Werden hierbei Fremdviren nachgewiesen, so ist die Virusernte zu verwerfen.

3.3.3.2 Weiterverarbeitung der Virusernte

Die Virusernte wird durch Homogenisierung und ggf. Mischung mit weiteren gleichartig hergestellten Virusernten zum Stammimpfstoff verarbeitet. Dieser ist gemäß 3.4.1.2 und 3.4.2 zu prüfen. Hat er diese Prüfungen bestanden, ist er zu reinigen und vom Zelldetritus zu befreien. Er darf mit Glyzerin oder keimhemmenden Mitteln, aber nicht mit Antibiotika versetzt werden.

3.3.4 Herstellung der Bruteiimpfstoffe

Für die Herstellung von Pockenimpfstoffen dürfen nur Bruteier aus gesunden, tierärztlich überwachten Hühnerbeständen verwendet werden, die ständig vor allem auf Freisein von Hühnerleukose, Rous-Sarkom, Salmonellose, Tuberkulose und Mykoplasmeninfektionen überwacht werden.

3.3.4.1 Virusvermehrung

Vaccinia-Virus wird unter sterilen Kautelen in Hühnerembryonen vermehrt. Die Virusernte darf nur aus Eiern mit lebenden Embryonen erfolgen.

Von jeder zur Virusvermehrung benutzten Bruteilieferung werden zum Zeitpunkt der Beimpfung mindestens 10 Eier oder — sofern die Gesamtzahl der beimpften Eier 200 übersteigt — mindestens 20 Eier als unbeimpfte Kontrolle mitgeführt.

In mindestens 80 % der zur Kontrolle mitgeführten Eier müssen die Embryonen die Beobachtungszeit überleben. Der Inhalt der Kontrolleier mit überlebenden Embryonen ist am Tage der Virusernte getrennt von dem Inhalt der Kontrolleier mit abgestorbenen Embryonen zu entnehmen. Diese Materialien werden gemäß 3.4.3.3 auf Freisein von Fremdviren geprüft.

Zusätzlich werden mindestens 5 Bruteier als Kontrolle für die Prüfung auf Leukoseviren gemäß 3.4.3.4 mitgeführt, sofern die Bruteier nicht aus einem Hühnerbestand stammen, dessen Leukosefreiheit durch eine vom Hersteller unabhängige, spezialisierte Untersuchungsstelle überwacht wird.

3.3.4.2 Weiterverarbeitung der Virusernte

Die Virusernte wird durch Homogenisierung und eventuelle Mischung mit weiteren gleichartig hergestellten Virusernten zum Stammimpfstoff verarbeitet. Dieser ist gemäß 3.4.1.2 und 3.4.2 zu prüfen. Hat er diese Prüfungen bestanden, ist er zu reinigen und von Ballaststoffen zu befreien. Er darf mit Glyzerin oder keimhemmenden Mitteln versetzt werden. Antibiotika dürfen ihm jedoch nicht zugesetzt werden.

3.3.5 Weiterverarbeitung zum Fertigimpfstoff — Mischung und Titereinstellung

Fertigimpfstoffe werden aus Stammimpfstoffen, die die vorgeschriebenen Prüfungen bestanden haben, durch Einstellung auf den vorgesehenen Virustiter hergestellt. Dabei können mehrere nach dem gleichen Verfahren hergestellte Stammimpfstoffe zu einer einheitlichen Fertigimpfstoffcharge vereinigt werden.

3.3.6 Trockenimpfstoffe*

Trockenimpfstoffe dürfen nur Stabilisatoren und Lösungsvermittler enthalten, die das Präparat nicht nachteilig beeinflussen.

Die Behälter für Trockenimpfstoffe dürfen keine virusschädigenden Eigenschaften haben und müssen unter Vakuum oder in reinem, trockenem Stickstoff oder in einem anderen nicht virusschädigendem Gas luftdicht verschlossen werden.

---

* Vgl. hierzu den Beitrag RICHTER, S. 53.

1*

3.4   P r ü f u n g e n   w ä h r e n d   d e r   H e r s t e l l u n g *

3.4.1   Bakteriologische Sterilitätsprüfungen

3.4.1.1   Bakteriologische Prüfung von Dermovakzinen

3.4.1.1.1 Prüfung auf Gesamtbakteriengehalt:

Aus mehreren Verdünnungsstufen des Stammimpfstoffes sind mindestens 3 Proben zu je 1 ml auf Nähragarplatten zu verteilen. Die Platten werden 72 Stunden lang bei einer Temperatur zwischen 15° und 22° C und anschließend 48 Stunden lang bei einer Temperatur zwischen 35° und 37° C bebrütet. Der Gesamtkeimgehalt pro ml Stammimpfstoff wird aus der Anzahl der auf den Platten erscheinenden Kolonien berechnet. Ergeben sich dabei Keimzahlen von mehr als 500 Keime pro ml, so ist der Stammimpfstoff entweder keimmindernd zu behandeln oder zu verwerfen.

3.4.1.1.2 Prüfung auf bakterielle Krankheitserreger und E. coli im aeroben Verfahren:

Aus mehreren Verdünnungen des Stammimpfstoffes bis 1 : 3100 sind je 3 Proben von je 1 ml

auf für die Differenzierung von E. coli und anderen Bakterien geeignete Nährmedien und

auf Blutagarplatten

zu verteilen. — Die Platten sind 48 Stunden lang bei 35° bis 37° C zu bebrüten.

Werden in dieser Prüfung E. coli, hämolysierende Streptokokken, koagulase-positive Staphylokokken oder andere Mikroorganismen nachgewiesen, die für den Menschen pathogen sein können, wenn sie durch die Impfung in den Körper gelangen, so ist der Stammimpfstoff zu verwerfen, sofern er nicht keimfrei gemacht werden kann.

3.4.1.1.3 Prüfung auf Bacillus anthracis:

Alle Kolonien, die auf den Platten der Prüfungen gemäß 3.4.1.1.1 und 3.4.1.1.2 auftreten und die morphologisch Kolonien von Milzbrandbazillen ähneln, sind kulturell und tierexperimentell auf die Eigenschaften dieses Erregers zu überprüfen. Wird dabei Bacillus anthracis festgestellt, so ist der Stammimpfstoff zu verwerfen.

3.4.1.1.4 Prüfung auf pathogene sporenbildende Anaerobier:

Von jedem Stammimpfstoff wird mindestens 1 ml auf mindestens 100 ml für die Züchtung anaerober Mikroorganismen geeignete flüssige Kulturmedien verimpft. Die Kulturgefäße sind nach der Beimpfung zur Ausschaltung vegetativer Keimformen eine Stunde lang bei 65° C zu halten und anschließend mindestens sieben Tage lang unter anaeroben Bedingungen bei einer Temperatur zwischen 35° und 37° C zu bebrüten. Jedes Nährmedium, das eine Trübung zeigt, ist mikroskopisch und kulturell, ggf. im Tierversuch, zu untersuchen. Ergibt sich hierbei, daß es sich um pathogene Clostridien handelt, so ist der Stammimpfstoff zu verwerfen.

3.4.1.2   Bakteriologische Prüfung von Zellkultur- und Bruteiimpfstoffen

Von jedem auf Zellkulturen oder Bruteiern hergestellten Stammimpfstoff sind Stichproben von je mindestens 5 ml auf folgende Nährböden zu verimpfen:

3.4.1.2.1 flüssiges Thioglykolat-Medium oder ein anderes für die Züchtung aerober Mikroorganismen gleichwertiges flüssiges Medium, das für mindestens 10 Tage bei 20 bis 25° C bebrütet wird,

3.4.1.2.2 flüssiges Thioglykolat-Medium oder ein anderes für die Züchtung aerober und anaerober Mikroorganismen gleichwertiges flüssiges Medium, das für mindestens 10 Tage bei 35 bis 37° C bebrütet wird,

---

* Vgl. hierzu den Beitrag BONIN, S. 59.

3.4.1.2.3 flüssiges Sabouraud-Medium, das für mindestens 10 Tage bei 20 bis 25° C bebrütet wird.

Tritt in dieser Prüfung in einem Nährbodengefäß Bakterien- oder Pilzwachstum ein, darf diese Sterilitätsprüfung einmal wiederholt werden. Der Impfstoff muß verworfen werden, wenn in der Wiederholungsprüfung Bakterien- oder Pilzwachstum eingetreten ist.

3.4.2   Prüfung auf Mykoplasmen

Von jedem auf Zellkulturen oder Bruteiern hergestellten Stammimpfstoff wird

3.4.2.1   eine Stichprobe von 2 ml in Portionen zu je 0,1 ml auf 20 PPLO-Agarplatten ausgestrichen

3.4.2.2   eine Stichprobe von 4 ml in Portionen zu je 1 ml auf 4 Röhrchen PPLO-Bouillon verimpft.

Die Platten und Röhrchen werden 14 Tage lang bei 36° C bebrütet, und zwar die Hälfte unter aeroben Bedingungen, die andere Hälfte in einem Gasgemisch von 5 % CO_2 und 95 % N_2. Vom Inhalt der aerob und anaerob bebrüteten Röhrchen werden zwischen dem 3. und 5. Tag in gleicher Weise je 10 Agarplatten als Subkulturen angelegt, die 14 Tage lang aerob bzw. anaerob zu bebrüten sind. Am Ende der Bebrütungszeit wird aus der beimpften Region jeder Agarplatte ein ca. 1 cm² großes Stück ausgeschnitten und nach Färbung mit Dienes Methylenblau-Azurlösung oder einem anderen geeigneten Farbstoff mikroskopisch auf Mykoplasmenkolonien untersucht. Bei dieser Prüfung soll ein bekannter Mykoplasmenstamm als positive Kontrolle mitlaufen. Werden in dieser Färbung Mykoplasmen nachgewiesen, so ist der Impfstoff zu verwerfen.

3.4.3   Virologische Prüfungen

3.4.3.1   Von jeder Dermovakzine werden Stichproben, die je 500 menschlichen Einzeldosen — mindestens aber 5,0 ml — des Fertigimpfstoffes entsprechen, verimpft:

nach 30 Minuten langem Ausschütteln mit 10 Vol.% Chloroform und anschließender Inkubation über Nacht bei 4° C nach Abtrennung der Chloroformphase durch Zentrifugation in Zellkulturen der für die Impfstoff-Herstellung verwendeten Tierspezies und

nach 30 Minuten langer Inkubation bei 37° C mit gleicher Menge eines hochtitrigen Vacciniavirus-Immunserums vom Kaninchen und anschließender Nachbildung über Nacht bei 4° C in primäre Kälbernieren-Kultur, deren Medium 5 % des gleichen Immunserums enthält.

In diesen Prüfungen sollen pro ml des eingebrachten Prüfmaterials mindestens 3 cm² ausgewachsener Zellrasen zur Verfügung stehen. Die Prüfkulturen werden mindestens 7 Tage lang beobachtet.

Zeigen sie keine zytopathischen Veränderungen, werden 2 Blindpassagen mit aufgeschlossenem Zellmaterial in der gleichen Zellart durchgeführt. Die Zellen der letzten Passage werden nach Färbung auf Einschlußkörperchen untersucht.

Treten in diesen Prüfungen Veränderungen auf, die sich von den mitgeführten Kontrollen deutlich unterscheiden und die nicht auf Vacciniavirus zurückzuführen sind, so ist der Impfstoff zu verwerfen.

Diese Prüfung kann auch am Fertigimpfstoff durchgeführt werden.

3.4.3.2   Virologische Prüfung bei der Herstellung von Zellkulturimpfstoffen:

Vom Überstand der Zellkontrollen am Tage der Virusernte und vom 14. Tag nach der Beimpfung werden Stichproben von mindestens je 10 ml geprüft in

Kulturen des Herstellungsgewebes,
Cercopithecus-Nierenkulturen,
Kaninchen-Nierenkulturen und
Kulturen aus Zellen von Menschen.

In dieser Prüfung sollen pro ml des eingebrachten Prüfmaterials mindestens 3 cm² ausgewachsener Zellrasen zur Verfügung stehen. Die Prüfkulturen werden mindestens 14 Tage lang beobachtet. Treten in den beimpften Kulturen Zellveränderungen auf, die sich von den mitgeführten Kontrollen deutlich unterscheiden, so sind aus den veränderten Kulturen Passagekulturen in der Verdünnung 1 : 100 anzulegen und ebenfalls 14 Tage lang zu beobachten. Treten die fraglichen Zellveränderungen auch in den Pasagekulturen auf, so ist der zugehörige Impfstoff zu verwerfen.

3.4.3.3   Virologische Prüfung bei der Herstellung von Bruteiimpfstoffen:

Am Tage der Virusernte werden vom Gesamtinhalt der gemäß 3.3.4.1 (2. Absatz) als Kontrolle mitgeführten überlebenden und abgestorbenen Bruteier getrennt 10 bis 20%ige Suspensionen hergestellt. Mit durch Zentrifugation geklärten Proben dieser Suspensionen werden die folgenden Passageversuche angesetzt:

mindestens 10 Bruteier im Alter von etwa 11 Tagen werden mit je 0,2 ml auf die Chorioallantois-Membran beimpft.
Die Eier sind 4 Tage lang zu bebrüten und während dieser Zeit täglich zu durchleuchten. Während dieser Zeit abgestorbene Embryonen werden auf vermehrungsfähige Agenzien untersucht. Bei ungeklärter Todesursache ist ein Passageversuch durchzuführen;

mindestens 10 Bruteier im Alter von 5 bis 7 Tagen werden mit je 0,5 ml in den Dottersack beimpft. Die Eier sind mindestens 10 Tage lang zu bebrüten und während dieser Zeit täglich zu durchleuchten. Am Ende der Beobachtungszeit oder unmittelbar nach dem vorzeitigen Tod der Embryonen ist ein Dottersackausstrich anzufertigen und mikroskopisch zu untersuchen. Während dieser Zeit abgestorbene Embryonen werden auf vermehrungsfähige Agenzien untersucht. Bei ungeklärter Todesursache ist ein Passageversuch durchzuführen.

Die Prüfung gilt als bestanden, wenn sie keinen Anhalt für das Vorliegen eines vermehrungsfähigen Agens ergibt.

3.4.3.4   Prüfung auf Hühnerleukose:

Von den gemäß 3.3.4.1 (Absatz 4) zusätzlich mitgeführten Bruteiern werden 10 bis 12 Tage alte Embryonen steril entnommen und zu Zellkulturen verarbeitet. Diese Kulturen sind in Abständen von 4 bis 7 Tagen mindestens dreimal durch Trypsinierung umzusetzen.

Das aufgeschlossene Zellmaterial der letzten Zellpassage wird 10 Minuten lang bei 2000 g zentrifugiert. Der Überstand wird in der Komplementbindungsreaktion mit einem gruppenspezifischen Antiserum gegen Leukoseviren auf das Vorliegen von Leukoseantigen untersucht.

Die Prüfung gilt als bestanden, wenn keine solchen Antigene nachgewiesen werden und wenn die Prüfkulturen morphologisch unauffällig sind.

3.4.4   Prüfung auf Vaccinia-Virusgehalt

Jeder Stammimpfstoff ist vor der Weiterverarbeitung und jeder Fertigimpfstoff vor der Abfüllung auf seinen Virusgehalt zu prüfen. Die Virustitration ist mit dem Bezugsimpfstoff zu kontrollieren.

3.4.4.1   Titerbestimmung auf der Chorioallantois-Membran (CAM) von Hühnerembryonen:

Die CAM von 11 bis 12 Tage bebrüteten Hühnereiern wird mit 0,1 bis 0,2 ml von mindestens zwei Impfstoffverdünnungen beimpft. Für jede Impfstoffverdünnung müssen mindestens 6 Bruteier verwendet werden. Die Impfstoffverdünnungen sollen so gewählt werden, daß bei mindestens einer mehr als zehn zählbare Läsionen pro Membran gebildet werden. Die Anzahl pockenbildender Einheiten beim Fertigimpfstoff muß mindestens 10^8 pro ml betragen.

3.4.4.2 Der Virusgehalt kann in empfänglichen Zellkulturen durch die Zählung der gebildeten Plaques oder durch Bestimmung der ID_{50} titriert werden.

Bei Berechnung der Plaques bildenden Einheiten (PFU/ml) muß die Auszählung von mindestens 100 klar abgrenzbaren Plaques zugrunde liegen.

Der Berechnung der ID_{50}/ml muß eine Titration mit zehnfacher Verdünnungsreihe und mindestens 10 Röhrchen pro Verdünnungsstufe oder ein anderes Titrationssystem zugrunde liegen, das eine gleichwertige Genauigkeit gewährleistet.

Das Ergebnis muß einer Wertigkeit von 10^8 Infektionseinheiten auf der Chorioallantois-Membran entsprechen.

3.5 Prüfungen des Fertigimpfstoffes

3.5.1 Virusgehaltsbestimmung und Identitätsprüfung

Die Virusgehaltsbestimmung wird mit dem Inhalt von mindestens je einem Abgabebehälter jeder Abfüllungsgröße gemäß 3.4.4 durchgeführt. Sie gilt zugleich als Identitätsprüfung.

Trockenimpfstoffe sind vor der Titration in den gleichen Mengen zu lösen wie zur Impfung.

3.5.2 Stabilitätsprüfung

Bei Trockenimpfstoffen ist von jeder Abfüllungscharge mindestens ein Abgabebehälter nach Lagerung von nicht weniger als
4 Wochen bei 37° C oder
24 Stunden bei 60° C
gemäß 3.4.4 auf Vaccinia-Virusgehalt zu prüfen.

Der Trockenimpfstoff gilt als stabil, wenn eine Probe im Wärmetest geprüft worden und wenigstens $1/10$ der Viruskonzentration erhalten geblieben ist.

3.5.3 Bakteriologische Prüfung

Von jeder Abfüllcharge werden mindestens 4 größere Endbehälter oder 10 Einzeldosisbehälter, mindestens jedoch insgesamt 0,5 ml Fertigimpfstoff zu verschiedenen Zeiten des Abfüllvorganges entnommen.

Der Inhalt dieser Behälter wird
im Falle von Dermovakzinen gemäß 3.4.1.1 auf Gesamtbakteriengehalt oder
im Falle von Zellkultur- oder Bruteiimpfstoffen gemäß 3.4.1.2 geprüft und bewertet.

Impfstoffe, die subkutan verabfolgt werden sollen, müssen gemäß 3.4.1.2 geprüft werden.

Bei der bakteriologischen Prüfung von Dermovakzinen müssen alle gefundenen Keime so weit differenziert werden, damit nachgewiesen werden kann, daß es nicht menschenpathogene Krankheitserreger sind.

3.5.4 Toxizitätsprüfung

Der Impfstoff ist im Tierversuch auf abnorme Toxizität zu prüfen.

3.5.5 Prüfung am Impfling

Der Impfstoff muß bei mindestens 50 Erstimpflingen zu 98 % und bei 50 Wiederimpflingen zu 70 % eine Bläschen- oder Pustelreaktion hervorrufen.

3.6   Allgemeine Anforderungen

3.6.1   Konservierungsmittel

Als Konservierungsmittel dürfen nur Stoffe verwendet werden, die in der jeweiligen Konzentration das Vaccinia-Virus nicht schädigen. Antibiotikazusätze sind mit Ausnahme der Fälle nach 3.3.2.4 und 3.3.3 nicht statthaft.

3.6.2   Aufzeichnungen

Über die Herstellung und Prüfung jeder Impfstoffcharge sind Protokolle zu führen und bis zum Ablauf von zehn Jahren nach dem Verfallsdatum aufzubewahren. Sie müssen alle für die Beurteilung des Präparats wesentlichen Angaben enthalten.

3.6.3   Lagerproben

Von jeder Impfstoffcharge sind mindestens bis zum Ablauf eines Jahres nach dem Verfallsdatum wenigstens zehn abgabefertige Behältnisse jeder Abpackungsgröße des Fertigimpfstoffes aufzubewahren.

3.6.4   Etikettierung

Aus den Aufschriften der Behältnisse, der äußeren Umhüllung oder aus der Verpackungsbeilage müssen ersichtlich sein:

die Bezeichnung: „Pockenimpfstoff" bzw. „Vaccinum variolae",

der Name und Sitz des Herstellers,

der verwendete Impfstoffstamm,

die benützte Gewebe- oder Tierart,

die Chargennummer,

die Art der Anwendung,

die Zahl der Einzeldosen,

die Art und Menge des benutzten Konservierungsmittels,

das Verfallsdatum,

eine Anweisung für die Lagerung des Impfstoffes, bei Trockenimpfstoffen einen Hinweis darauf, innerhalb welcher Zeit das Präparat nach der Auflösung aufgebraucht werden muß.

3.6.5   Vorratslagerung

Flüssigimpfstoffe müssen von der Abfüllung bis zur Abgabe durch den Hersteller ständig bei Temperaturen unter $-10°$ C gelagert werden, Trockenimpfstoffe bei Temperaturen unter $+10°$ C.

3.6.6   Verwendbarkeitsdauer

Die mit dem Verfallsdatum endende Laufzeit für Flüssigimpfstoffe beträgt 12 Monate, gerechnet von der letzten Virusgehaltsbestimmung an; sie endet jedoch spätestens 3 Monate nach der Auslieferung aus der Herstellungsstätte.

Die mit dem Verfallsdatum endende Laufzeit für Trockenimpfstoffe beträgt 36 Monate, gerechnet von der letzten Virusgehaltsbestimmung an. Sie endet jedoch spätestens 12 Monate nach der Auslieferung aus der Herstellungsstätte oder aus einem Depot, in dem sie ständig bei Temperaturen unter $+10°$ C gelagert worden sind.

1. Seite der Einladung zur Pockenschutzerstimpfung

> Entwurf einer Neu-
> fassung

M E R K B L A T T

über die Pockenschutz-Erstimpfung

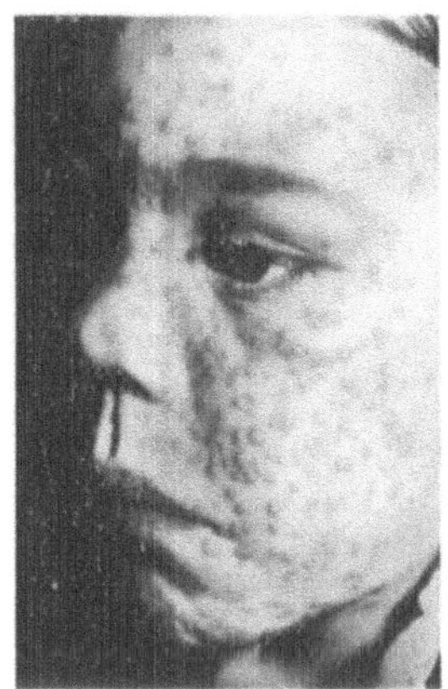

Noch immer sterben alljährlich in Süd- und Südostasien, Afrika und auch in Südamerika Tausende an den Pocken. Infolge der Ausweitung des interkontinentalen Flugverkehrs kann die Erkrankung leicht bei uns eingeschleppt werden. Jeder muß damit rechnen, daß er mit einer an Pocken erkrankten Person in Berührung kommt oder auf einer Reise infiziert wird.

S c h ü t z e n   S i e   d a h e r
I h r   K i n d   v o r   d e n   P o c k e n !
L a s s e n   S i e   I h r   K i n d   i m p f e n !

Die Erstimpfung des Kleinkindes schützt das Kind und bildet die Grundlage für Wiederimpfungen. Die Impfungen werden in öffentlichen Terminen kostenlos vorgenommen. Sie können Ihr Kind auch von Ihrem Arzt auf Ihre Kosten impfen lassen.

Nur gesunde Kinder können geimpft werden !

Die Impffähigkeit stellt der Arzt fest. Dazu müssen Sie ihm von allen Erkrankungen des Kindes berichten, besonders ob das Kind oder ein Mitglied seiner Familien- und Wohngemeinschaft

1. an einer akuten oder chronischen Infektionskrankheit,
2. an einer Hautkrankheit (Hautausschlag, Ekzem),
3. an einer Nervenkrankheit (Krämpfe, Anfälle, Epilepsie, Lähmungen) oder
4. an einer körperlichen oder geistigen Entwicklungshemmung

leidet oder gelitten hat.

Bitte füllen Sie deshalb den beigegebenen Fragebogen sorgfältig und vollständig aus.

2. Seite der Einladung zur Pockenschutzerstimpfung

Was geschieht nach der Erstimpfung ?

An den Impfstellen zeigen sich gewöhnlich Rötung, vom vierten Tag
ab Bläschen, die nach dem siebenten Tag eitrig werden und einen
roten Saum haben. Dabei können Appetitlosigkeit und Fieber auftreten. Die Impfpusteln können sich auch noch nach der Nachschau
vergrößern. Der rote Entzündungshof kann sich verbreitern und über
handflächengroß werden. Außerdem können Lymphknotenschwellungen
in der Achselhöhle auftreten. Das Fieber kann noch ansteigen. Der
Höhepunkt der Impfreaktion liegt in der zweiten Woche. Danach gehen die Erscheinungen zurück; die Pusteln verschorfen; der Schorf
fällt später von selbst ab.

Die Impfstelle soll nicht berührt werden; sie ist trocken zu halten und mit waschbarer Kleidung zu bedecken. Ein Verband ist nicht
nötig. Kinderpuder kann aufgestreut werden.

Das Kind darf erst wieder gebadet werden, wenn der Schorf abgefallen ist. **Stärkere Sonnenbestrahlung** nach der Impfung, Umstellun-
gen in der Ernährung, Berührung mit Kindern oder Erwachsenen, die
an ansteckenden Krankheiten, Hautausschlag usw. leiden, sind zu
vermeiden. Ungeimpfte Personen dürfen mit der Impfstelle nicht in
Berührung kommen.

Wenn stärkere Reaktionen auftreten, ziehen Sie einen Arzt (am
besten den impfenden Arzt) zu Rate.

Sollte eine über das übliche Ausmaß einer Impfreaktion hinausgehende Gesundheitsstörung eingetreten sein, so ist dies von Ihnen
oder dem behandelnden Arzt dem für Sie zuständigen Gesundheitsamt unverzüglich anzuzeigen. Eventuelle Entschädigungsleistungen
für festgestellte Gesundheitsschäden richten sich nach den §§ 52
bis 56 des Bundes-Seuchengesetzes und werden auf Antrag gewährt.
Anträge sind an das zuständige Gesundheitsamt zu richten.

An dem vom Arzt bestimmten Nachschautermin ist der Impfling erneut vorzustellen. Falls gesundheitliche Gründe beim Kind oder
eine ansteckende Krankheit in der Wohngemeinschaft dies unmöglich
machen, benachrichtigen Sie bitte den Impfarzt.

Falls Sie bereits ein Impfbuch haben, vergessen Sie bitte nicht,
es zur Impfung mitzubringen.

          Gesundheitsamt

3. Seite der Einladung zur Pockenschutzerstimpfung

Bitte jede Frage durch Ankreuzen des
zutreffenden Kästchens ☒ beantworten.

Alle Angaben werden vertraulich
behandelt!

Gesundheitlicher Fragebogen
zur Unterrichtung des Impfarztes
(bitte ausgefüllt zur Impfung mitbringen)

Impfliste .... / Nummer ....

Name / Vorname des Impflings: ....

Wohnort: .... Straße: ....

geb. am: ....

1. Sind besondere Ereignisse bei der Geburt
   des Kindes oder bis eine Woche danach
   aufgetreten (z.B. Zangengeburt - Kaiserschnitt -
   Austauschtransfusion - Atemschwäche - Frühgeburt - Geburtsgewicht unter 2500 g) ?   ja ☐   nein ☐

2. Hat das Kind erst
   a) das Sitzen nach 9 Monaten   ja ☐   nein ☐
   b) das Laufen nach 16 Monaten gelernt   ja ☐   nein ☐
   c) oder sich sonst verzögert entwickelt?   ja ☐   nein ☐

3. Hat das Kind oder ein Familienangehöriger
   schon einmal Krämpfe gehabt ?   ja ☐   nein ☐

4. War das Kind in letzter Zeit, insbesonders
   in den letzten 3 Monaten krank oder in
   ärztlicher Behandlung   ja ☐   nein ☐

   wenn ja, was hatte es ? ....

5. Leidet das Kind j e t z t an
   a) Hautkrankheiten (Ausschlag - nässende
      Stellen - Eiterungen - Wunden -
      Furunkeln) ? .... ja ☐   nein ☐

   b) Augen- und Lidentzündungen .... ja ☐   nein ☐

   c) Krämpfen (Wegbleiben - Zuckungen) ..... ja ☐   nein ☐

   d) Drüsenschwellungen - Mandelentzündung -
      Ohrlaufen .... ja ☐   nein ☐

   e) Rachitis (Englische Krankheit) ?   ja ☐   nein ☐

   f) Bronchitis oder Lungenentzündung -
      Verdauungsstörungen ? .... ja ☐   nein ☐

   g) Stoffwechselstörungen (wie z.B. Zucker-
      krankheit - Asthma - Nesselsucht) ?

      .... ja ☐   nein ☐

4*

6.   Hat das Kind einmal eine Kopfverletzung,
     Gehirnerschütterung oder eine Krankheit
     des Gehirns oder des Rückenmarks gehabt
     (wie z.B. Krämpfe - Hirnhautentzündung -
     Gehirnentzündung - Kinderlähmung)
     .... ja ☐   nein ☐

7.   Hat das Kind in der letzten Zeit eine
     Schutzimpfung erhalten ?   ja ☐   nein ☐

     wenn ja, welche ? ....
     (Impfbuch oder Impfschein bitte mitbringen!)

8.   Ist jemand in der Wohngemeinschaft des
     Kindes

     a) noch niemals gegen Pocken geimpft ?   ja ☐   nein ☐

     b) an ansteckenden Krankheiten oder
        Hautkrankheiten (wie Ausschlag)
        erkrankt ? .... ja ☐   nein ☐

        Ich habe das Merkblatt gelesen.

....
   /Datum   Unterschrift eines Personen-
                                          sorgeberechtigten

1. Seite der Einladung zur Pockenschutzwiederimpfung

<u>Entwurf einer Neufassung</u>

<u>Merkblatt</u>
über die Pockenschutz-Wiederimpfung

Noch immer sterben alljährlich in Süd- und Südostasien, Afrika und auch in Südamerika Tausende an den Pocken. Infolge der Ausweitung des interkontinentalen Flugverkehrs kann die Erkrankung leicht bei uns eingeschleppt werden. Jeder muß dann damit rechnen, daß er mit einer an Pocken erkrankten Person in Berührung kommt oder auf einer Reise infiziert wird.

S c h ü t z e n   S i e   d a h e r   I h r
K i n d   v o r   d e n   P o c k e n !
L a s s e n   S i e   I h r   K i n d   i m p f e n !

Durch die Wiederimpfung wird der durch die Erstimpfung im Kleinkindalter erworbene Impfschutz aufgefrischt. Diese Pockenschutz-Wiederimpfungen werden in öffentlichen Terminen kostenlos vorgenommen. Sie können Ihr Kind auch von Ihrem Arzt auf Ihre Kosten impfen lassen.

Nur gesunde Kinder können geimpft werden. Die Impffähigkeit stellt der Arzt fest. Dazu müssen Sie ihm von allen Erkrankungen des Kindes berichten, besonders ob das Kind oder ein Mitglied seiner Familie die erste Impfung gut vertragen hat und ob es

1. an einer akuten oder chronischen Infektionskrankheit,
2. an einer Hautkrankheit (Hautausschlag, Ekzem),
3. an einer Nervenkrankheit (Krämpfe, Anfälle, Epilepsie, Lähmungen) oder
4. an einer körperlichen oder geistigen Entwicklungshemmung leidet oder gelitten hat. Bitte füllen Sie deshalb den beigegebenen Fragebogen <u>sorgfältig und vollständig</u> aus.

2. Seite der Einladung zur Pockenschutzwiederimpfung

<u>Was geschieht nach der Wiederimpfung ?</u>

Bei der Wiederimpfung verläuft die Impfreaktion im allgemeinen leichter als bei der Erstimpfung im Kleinkindalter. Die Impfstelle soll nicht berührt werden. Sie ist trocken zu halten und soll mit waschbarer Kleidung bedeckt werden. Ein Verband ist nicht nötig, Kinderpuder kann aufgestreut werden.

An der Impfstelle zeigen sich entweder Knötchen oder Bläschen bzw. Pusteln, die von einem roten Saum umgeben sein können. Kommt es zu einer stärkeren Reaktion mit Fieber, so ist Bettruhe einzuhalten.

Körperliche Belastungen durch Sport, Schwimmen, Sonnenbäder oder dergleichen sind bis zum Abklingen der Impfreaktion zu vermeiden.

Wenn stärkere Reaktionen auftreten, ziehen Sie einen Arzt (am besten den impfenden Arzt) zu Rate.

Berührung mit Kindern oder Erwachsenen, die an ansteckenden Krankheiten, Hautausschlag usw. leiden, sollten vermieden werden. Ungeimpfte Personen dürfen mit der Impfstelle nicht in Berührung kommen.

An dem vom Arzt bestimmten Nachschautermin ist der Impfling erneut vorzustellen. Falls gesundheitliche Gründe beim Kind oder eine ansteckende Krankheit in der Wohngemeinschaft dies unmöglich machen, benachrichtigen Sie bitte den Impfarzt.

Sollte eine über das übliche Maß einer Impfreaktion hinausgehende Gesundheitsstörung eingetreten sein, so ist dies von Ihnen oder dem behandelnden Arzt dem für Sie zuständigen Gesundheitsamt unverzüglich anzuzeigen. Eventuelle Entschädigungsleistungen für festgestellte Gesundheitsschäden richten sich nach den §§ 52 bis 56 des Bundes-Seuchengesetzes und werden auf Antrag gewährt. Anträge sind an das zuständige Gesundheitsamt zu richten.

Falls Sie bereits ein Impfbuch haben, vergessen Sie bitte nicht, es zur Impfung mitzubringen !

                 Gesundheitsamt

3. Seite der Einladung zur Pockenschutzwiederimpfung

Bitte jede Frage durch Ankreuzen des
zutreffenden Kästchens ⊠ beantworten.

Alle Angaben werden vertraulich
behandelt!

Gesundheitlicher Fragebogen
zur Unterrichtung des Impfarztes
(bitte ausgefüllt zur Impfung mitbringen)

Impfliste .... / Buchstabe bzw. Nummer: ....

Name / Vorname des Impflings: ....

Wohnort: .... Straße: ....

geboren am: ....

Schule: ....
                              ....
                              ....
                                      (Klasse)

1. War die Pockenerstimpfung von Erfolg ?
   (Impfbuch oder Impfschein bitte zur
   Impfung mitbringen)   ja ☐   nein ☐

2. An welcher Körperstelle sind Impf-
   narben festzustellen ?

   Oberarm, rechts ☐
   Oberarm, links   ☐
   Sonstige Stellen ☐

3. Verlief die Erstimpfung ohne
   Besonderheiten ?   ja ☐   nein ☐

4. War Ihr Kind im letzten Vierteljahr
   krank oder in ärztlicher Behandlung ?   ja ☐   nein ☐

   wenn ja, was hatte es ? ....

5. Leidet Ihr Kind j e t z t an
   Hautkrankheiten ?   ja ☐   nein ☐

   ....

   Ohrenkrankheiten ?   ja ☐   nein ☐

   ....

   Krämpfen ?   ja ☐   nein ☐

   ....

   oder sonstigen Krankheiten ?   ja ☐   nein ☐

   ....

6. Hat Ihr Kind einmal eine Kopfverletzung
   oder eine Krankheit des Gehirns oder
   des Rückenmarks gehabt (Krämpfe, Hirn-
   hautentzündung oder Gehirnentzündung) ?   ja ☐   nein ☐

   . . . .

7. Hat Ihr Kind in der letzten Zeit
   eine Schutzimpfung erhalten ?   ja ☐   nein ☐

   wenn ja, welche ? . . . .

   wann ? . . . .

8. Ist jemand aus der Wohngemeinschaft
   des Kindes

   a) noch niemals gegen Pocken geimpft ?   ja ☐   nein ☐

   b) an ansteckenden Krankheiten oder
      Hautkrankheiten (wie Ausschlag)
      erkrankt ?   ja ☐   nein ☐

      . . . .

      . . . .

Ich habe das Merkblatt gelesen.

. . . .

    (Ort, Datum)   Unterschrift eines Personen-
                                                sorgeberechtigten

Entwurf einer Neufassung
der Richtlinien für Impfärzte

Vor und während der Impfzeit ist auf das Auftreten von übertragbaren Krankheiten, besonders Krankheiten mit Beteiligung des Zentralnervensystems, im Impfbezirk aufmerksam zu achten. Treten übertragbare Krankheiten mehr als vereinzelt auf, so ist zu prüfen, ob Impfungen vorgenommen werden können. Impflinge und Begleitpersonen aus Wohngemeinschaften, in denen übertragbare Krankheiten herrschen, sollen an Impfterminen nicht teilnehmen.

Impftermine

Für einen reibungslosen Ablauf der Impfungen ist zu sorgen. Der Impfraum darf nicht überfüllt sein. Wenn erforderlich, sind die Impfpflichtigen für verschiedene Zeiten zu laden.

Impffähigkeit, Impfhindernisse

Impfungen dürfen nur vorgenommen werden, wenn sie Leben und Gesundheit des Impflings oder eines Mitgliedes seiner Wohngemeinschaft nicht gefährden.

Kinder, bei denen eine perinatale Schädigung bekannt oder wahrscheinlich ist (Geburtstrauma, Schnitt- oder Zangenentbindung, Zwillings- oder Frühgeburt, Erythroblastose mit Austauschtransfusion u. a.) sollen erst dann geimpft werden, wenn ihre körperliche und geistige Entwicklung zu beurteilen oder die Impffähigkeit ggf. durch fachärztliches Urteil nachgewiesen ist.

Bei Kindern mit Gesundheitsstörungen wie florider Rachitis, akuten und chronischen Infektionskrankheiten, Hautkrankheiten, vor allem Ekzem, Nervenkrankheiten, Anlagefehlern wie genuiner Epilepsie, Mongolismus, Stoffwechselleiden und angeborenen Fehlbildungen, ferner nach Operationen und Verbrennungen ist die Impffähigkeit besonders sorgfältig zu prüfen. Sie sind im Zweifelsfall vorläufig zurückzustellen oder von der Impfpflicht zu befreien.

Vorläufig zurückzustellen sind Kinder, die durch ansteckungsfähige Kranke ihrer Umgebung gefährdet sind oder mit Ungeimpften zusammenleben, die an entzündlichen oder allergischen Haut- oder Schleimhautkrankheiten leiden.

Die Dauer der vorläufigen Zurückstellung soll so kurz bemessen werden, wie es ärztlich vertretbar ist. Die Karenzzeit v o r der Impfung soll betragen

a) nach fieberhaften übertragbaren Krankheiten in der Regel 3 Monate,

b) nach konsumierenden Krankheiten wie schweren Verletzungen, Verbrennungen, operativen Eingriffen u. a. je nach Schwere im allgemeinen ein Jahr,

c) nach Krankheiten des Zentralnervensystems je nach Schwere mindestens ein Jahr.

Ein wegen eines Anfallsleidens zurückgestelltes Kind darf nur geimpft werden, wenn die Impffähigkeit durch fachärztliche neurologische Untersuchung festgestellt wurde, es nach Absetzen der Medikamente ein Jahr lang anfallfrei war und das Elektroenzephalogramm keine krankhaften Veränderungen aufweist.

Abstände zu anderen Impfungen

Eine Pockenschutz e r s t impfung darf frühestens 1 Monat nach einer BCG-Impfung, sofern die lokale Reaktion vollständig abgeklungen ist und sich keine Komplikationen gezeigt haben, und 1 Monat nach anderen Impfungen durchgeführt werden.

Eine Pockenschutz w i e d e r impfung darf frühestens 1 Monat nach BCG-Impfung, sofern die lokale Reaktion vollständig abgeklungen ist und sich keine Komplikationen gezeigt haben, und 1 Monat nach Impfung mit Impfstoffen aus vermehrungsfähigen Viren durchgeführt werden; nach Impfungen mit Impfstoffen aus abgetöteten Erregern oder mit Toxoiden ist eine Wartezeit nicht erforderlich.

Vor der Impfung ist der Impfling oder die Begleitperson im Hinblick auf Impfhindernisse zu befragen. Wenn sich dabei oder auf Grund der Angaben auf dem Fragebogen ein Verdacht auf Kontraindikationen ergeben hat, so ist der Impfling zu untersuchen. Läßt sich die Untersuchung nicht während des Impftermins durchführen, so ist eine Klärung der Impffähigkeit anderweitig herbeizuführen.

Kinder, die bei der Vorstellung zur Wiederimpfung keine sichtbaren Impfnarben aufweisen, gelten als Erstimpflinge

Jedem von der Impfung befreiten oder zurückgestellten Kind ist ein Zeugnis, nach Möglichkeit im Impfbuch, auszustellen; die 2. Verordnung zur Ausführung des Impfgesetzes vom 27. 1. 1966 ist zu beachten. Die Entscheidung ist auch in die Impfliste einzutragen.

Impfvorbereitung

Bei der Impfung sind die Regeln der Hygiene zu beachten. Die Impfstelle muß vor der Impfung sauber und trocken sein. Der Impfstoff ist vor Verunreinigung zu schützen. Impflanzetten sind nach jedem Gebrauch zu reinigen und nach der Hitzeentkeimung ausreichend abzukühlen.

Impftechnik

Die E r s t impfung wird am rechten, die W i e d e r impfung am linken Oberarm vorgenommen. Ausnahmsweise können auch andere geeignete Körperstellen für die Impfung gewählt werden.

Bei der Schnittimpfung sind zwei seichte Schnitte von mindestens 3 mm (bei Wiederimpflingen bis zu 1 cm) Länge und im Abstand von wenigstens 2 cm anzulegen. Es empfiehlt sich, nicht zu scharfe Impfmesser zu verwenden, sie steil auf die gut gespannte Haut aufzusetzen, die Haut durch Eindrücken der Spitze oberflächlich strichförmig möglichst unblutig zu verletzen. Der Impfstoff ist mit dem Impfmesser in die Impfstelle einzustreichen.

Mehrfachpunktur und Jetimpfung (Hochdruckimpfung) sind nur zulässig bei Wiederimpfungen, und wenn der Impfarzt in der Technik besonders erfahren ist. Die Subkutanimpfung ist unzulässig.

Nach der Impfung sollen die Impfstellen mit waschbarer Kleidung bedeckt werden.

Sonderfälle

Erstimpflinge, die das dritte Lebensjahr vollendet haben, können, wenn die Sorgeberechtigten dies wünschen, nach einer Vorbehandlung mit Vakzine-Antigen o. ä. geimpft werden, sofern keine Impfhindernisse bestehen.

Erwachsene Erstimpflinge bedürfen zur Feststellung der Impffähigkeit einer besonderen Untersuchung und Behandlung.

Belehrung der Begleitpersonen

Beim Impf- und Nachschautermin ist erneut auf das Merkblatt hinzuweisen und aufzufordern, beim Auftreten einer über das übliche Maß einer Impfreaktion hinausgehenden Gesundheitsstörung den Arzt oder das Gesundheitsamt zu verständigen. Gleiches gilt, wenn Angehörige der Wohngemeinschaft von Geimpften unter Erscheinungen erkranken, die mit der Impfung in Zusammenhang gebracht werden.

Das Gesundheitsamt ist auch zu benachrichtigen, wenn jemand wegen seiner Erkrankung, für die ein Zusammenhang mit der Impfung angenommen wird, in ein Krankenhaus eingewiesen wird.

Impflisten

Beim Impftermin sind die Listen der Erst- und Wiederimpflinge entsprechend den Anlagen 1 und 2 der Verordnung vom 22. 1. 1940 auszufüllen. Andere geeignete Möglichkeiten und Verfahren der Dokumentation sind der Erfassung in Listen gleichwertig.

Impfnachschau

Die Nachschau soll frühestens am 6., spätestens am 8. Tage nach der Impfung stattfinden. Das Impfergebnis ist in die Impfliste einzutragen.

Die Erstimpfung gilt als erfolgreich, wenn sich mindestens ein Impfschnitt zur Pustel entwickelt hat.

Die Wiederimpfung gilt als erfolgreich, wenn sich mindestens ein Impfschnitt zum Knötchen (als Induration deutlich tastbar), Bläschen oder zur Pustel entwickelt hat.

Bei erfolgloser Impfung, besonders Wiederimpfung, soll nach Möglichkeit schon beim Nachschautermin nachgeimpft werden.

Beim Nachschautermin sind die Impfung und ihr Ergebnis im Impfschein oder im Impfbuch zu bescheinigen.

Bei den zum Nachschautermin nicht erschienenen Impflingen ist die Nachschau möglichst bald nachzuholen.

Dem Gesundheitsamt ist bis zum 15. Januar jeden Jahres für das vorhergegangene Kalenderjahr ein Bericht über die Pockenschutzimpfung (s. S. 45/46) zu erstatten.

Bericht über eine Störung des Impfverlaufs

Empfehlung zur Neufassung des Vordruckes

Hinweise für die Berichterstattung

Der Nutzen von Schutzimpfungen als Maßnahmen der Seuchenbekämpfung wird von niemanden ernsthaft in Frage gestellt. Zweifel können erst dann entstehen, wenn die Impfungen Gesundheitsschäden hervorrufen können. Sämtliche Schutzimpfungen bedürfen deshalb einer l a u f e n d e n kritischen Beobachtung, sowohl hinsichtlich des Nutzens wie auch der Schäden, die sie unter Umständen verursachen.

Störungen des Impfverlaufs sind selten. Nur unter besonderen Umständen und nur, wenn eine Kette von Bedingungen gegeben ist, kann eine über das übliche Maß der Impfreaktion hinausgehende Beeinträchtigung der Gesundheit des Impflings entstehen.

Jede Impfung ist — auch bei festgestellter Impffähigkeit — wegen einiger unbekannter Faktoren mit einem gewissen Risiko verbunden. Mannigfache ungünstige Einflüsse können ausgeschaltet werden. Die wissenschaftliche Bearbeitung von Impfschadensfällen ist auf eine sehr genaue Berichterstattung angewiesen.

Die Formblätter können nur Anhaltspunkte für die Berichterstattung bieten. In jedem Fall ist die Beifügung von Kopien der Krankengeschichten und sonstiger Befunde dringend erwünscht.

Der Erhebungsbogen dient der medizinischen Auswertung, n i c h t der juristischen Beweiserhebung. Die Erhebungsbögen sind so aufgebaut, daß sie die Ermittlung von Impfstörungen nach j e d e r Impfung ermöglichen.

Eine Kopie des Erhebungsbogens ist von der obersten Landesgesundheitsbehörde auf dem angeordneten Wege dem Bundesgesundheitsamt zur wissenschaftlichen Auswertung zuzuleiten. Die Erhebungsbögen werden dort streng vertraulich behandelt. Das Bundesgesundheitsamt gibt den Erhebungsbogen nicht ohne besonderes Einverständnis der obersten Landesbehörde weiter.

Der Erhebungsbogen hat drei Teile.

T e i l I ist die A n z e i g e e i n e s v e r m u t e t e n I m p f s c h a d e n f a l l e s, der noch der amtsärztlichen Abklärung bedarf. Er dient der Fixierung der Grunddaten zur Person und zur Sache und soll alsbald nach Bekanntwerden eines Impfschadens oder des Verdachts ausgefüllt werden. Bestätigt sich der Verdacht nicht, so ist eine kurze Mitteilung darüber erforderlich. In dieser Mitteilung über den nichtbestätigten Verdacht ist die Diagnose der Krankheit, die zum Verdacht des Impfschadens geführt hat, mitzuteilen. Weitere Angaben sind dann entbehrlich.

T e i l II soll etwa 60 Tage nach Bekanntwerden eines Impfschadenfalles abgeschlossen sein. Er soll möglichst durch Befundberichte bzw. Kopien von Krankenblättern usw. ergänzt werden und nicht nur den Status am Tag der Ausfüllung enthalten, sondern den V e r l a u f der Erkrankung darstellen.

Der Bogen wird nicht mehr wie bisher dem Bundesgesundheitsamt direkt, sondern stets auf dem von der obersten Landesgesundheitsbehörde bestimmten Weg, gegebenenfalls über eine Gutachterstelle, dem Bundesgesundheitsamt zugestellt. Die zuständigen Instanzen können gegebenenfalls auch zu den rechtlichen Konsequenzen (Gutachtenärztliche Anerkennung als Schaden) Stellung nehmen.

T e i l III soll etwa zwei Jahre nach Bekanntwerden des Impfschadens ausgefüllt werden. Er dient im Überlebensfall der Übersicht über die Folgezustände, insbesondere über die bis zu diesem Zeitpunkt durchgeführten Heil- und Wiedereingliederungsmaßnahmen.

Mit Hilfe der abschnittsweisen Berichterstattung dürfte es gelingen, zuverlässiges Zahlenmaterial zum Impfschadensproblem bereit zu halten.

<u>Gesundheitsamt</u> .... <u>Datum</u> ....

Raum für Bearbeitungsvermerke des Bundesgesundheitsamtes

<u>Vertrauliche Arztsache</u>
(verschlossen zu befördern)

<u>Erster</u> <u>Bericht über eine Störung des Impfverlaufs nach</u>
<u>Schutzimpfung gegen:</u> ....

<u>bei:</u> ....
(Name, Vorname, Geburtsdatum)

- -

Dieser Bericht ist vom Amtsarzt zu erstatten:

1. Bei jeder über das übliche Ausmaß einer Impfreaktion hinausgehenden Störung des Impfverlaufs;

2. bei jeder Krankenhauseinweisung, die mit der Impfung zusammenhängen könnte;

3. bei jedem Fall einer Übertragung von Vaccinia-Virus auf eine
   Person in der Umgebung des Impflings;

4. wenn von dem Personenberechtigten ein Impfschaden behauptet
   oder der Verdacht auf eine Impfschädigung geäußert wird.

Der Bericht besteht aus <u>drei</u> Teilen. Das erste Formular soll
alsbald nach Bekanntwerden der Daten nach Ziffer 1 bis 5 ausgefüllt werden; es dient der Fixierung der Grunddaten. Kann eine
Störung des Impfverlaufs ausgeschlossen werden, so soll dies
zusammen mit der endgültigen Diagnose mitgeteilt werden.

1.   a) Vor- und Zuname des Impflings: ....
     männl. ☐   weibl. ☐

     b) Vor- und Zuname einer anderen geschädigten
        Person: ....
        männl. ☐   weibl. ☐

2.   Geburtstag und -ort: .... *)

3.   Wohnort (Kreis): .... *)

4.   Anschrift z.Z. der Impfung: .... *)

     ....

5.   Anschrift z.Z. der Erkrankung: .... *)

     ....

6.   Name, Erwerbstätigkeit und Anschrift
     des Sorgeberechtigten:

     .... *)

     ....

7.   Tag der Impfung: ....

8.   Impfverfahren: ....

9.   Tag des Auftretens und Art der ersten Krankheitszeichen,
     die über das übliche Maß einer Impfreaktion hinausgehen:

     ....

10. Körperstelle: ....

11. Tag der Nachschau: ....

12. Befund bei der Nachschau: ....

     ....

     ....

*) des Geschädigten
Zutreffendes ankreuzen !

13.   Anlaß zu der Impfung

	Im öffentlichen Impftermin	privat
a) Gesetzlich vorgeschriebene oder angeordnete Impfungen	☐	☐
b) öffentlich empfohlene Impfungen gemäß §§ 14 bzw. 51 BSeuchG	☐	☐
c) sonstige freiwillige Impfungen	☐	☐

13 a.   Nur bei Pockenschutzimpfungen:

Impfmethode ....

Erstimpfung	☐	☐
Nachimpfung nach der Erstimpfung	☐	☐
Wiederimpfung	☐	☐
Nachimpfung nach Wiederimpfung	☐	☐

13 b.   Bei anderen Impfungen: ....

nach der wievielten Impfstoffgabe ?
(Typenangabe) ....

13 c.   Immunbiologische Vorbehandlung:

Vakzineantigen	☐
Immunglobulin	☐
Sonstiges	☐

14.   Öffentlicher Impftermin in: ....

15.   Name und Anschrift des impfenden Arztes: ....

....

16.   Hersteller des Impfstoffes: ....

Zutreffendes ankreuzen!

17.   Bezugsquelle:

        Hersteller   ☐

   ⸰   Apotheke   ☐

        sonstige
        Verteilungsstelle   ☐

18.   Chargen-Nr.: ....

19.   Verfalls-Datum: ....

20.   Vorläufiger Zwischenbericht über Art der Krankheits-
        zeichen, bisherigen Verlauf, vorläufige Diagnose:

Zutreffendes ankreuzen!

Datum der Bearbei⁝   ⁝   Im Auftrag

.... ⁚ ⁚   ....
                                 (Unterschrift des Amtsarztes)

Gesundheitsamt ....   Datum ....

    Raum für Bearbeitungsvermerke des Bundesgesundheitsamtes:

Vertrauliche Arztsache

(verschlossen zu befördern)

Zweiter Bericht über eine Störung des Impfverlaufs nach
Schutzimpfung gegen: ....

bei: ....
                (Name, Vorname, Geburtsdatum)

Erster Bericht erstattet am: ....
- -
Dieser Ergänzungsbericht soll vom Amtsarzt zwei Monate nach dem
ersten Bericht erstattet und möglichst durch Befundberichte,
Kopien des Krankenblattes, mikrobiologische Befunde, Sektions-
bericht usw. vervollständigt werden. Aus ihm sollen der bishe-
rige Verlauf, die vorläufige Diagnose und die Stellungnahmen
der Gesundheitsbehörde zur Diagnose und zur Frage des Zusammen-
hanges mit der Impfung ersichtlich sein.

6*

1.   Bei Pockenwiederimpfung

     a) Datum der Erstimpfung ....

     b) Sind Narben der Erstimpfung erkennbar?

                                              ja   ☐
                                              nein ☐

2.   Störungen des Impfverlaufs von Impfungen in der Familie:
     Verwandtschaftsgrad (z.B. Bruder, Mutter),
     Art der Impfung (z.B. Polio monovalent oral Typ 1,
     z.B. Tetanus, Diphtherie), Einzelheiten besonders über
     den klinischen Verlauf der Impfstörung ggf. auf Zusatz-
     blatt:

3.   Prä- oder perinatale Schädigungen, Entwicklungsstörungen,
     frühere Erkrankungen - wie zerebrale Erkrankungen oder
     Traumen, akute oder chronische Infektionskrankheiten,
     Allergosen, Hautkrankheiten des Impflings:

4.   In den letzten zwölf Monaten erfolgte Schutzimpfungen

     gegen ....

     Datum der Impfungen: ....

5.   Wurde der Impfling schon einmal zurückgestellt?

                                              ja   ☐
                                              nein ☐

Zutreffendes ankreuzen!

Wenn ja, wann und aus welchen Gründen?

6. Was ist auf dem Fragebogen .... Anlage 1 anläßlich der
    Impfung vom Sorgeberechtigten angegeben worden?
    (Kopie des Fragebogens unbedingt beifügen!)

7. Sind <u>nachträglich</u> Impfhindernisse bekannt oder behauptet
    worden?   ja ☐   nein ☐

    Wenn ja, welche?

8. Traten **z.Z.** der Impfung Infektionskrankheiten im
    Impfbezirk gehäuft auf?   ja ☐   nein ☐

    Wenn ja, welche?

9. Sind noch andere Personen, die zum gleichen Termin und
    mit dem gleichen Impfstoff geimpft wurden, erkrankt?
                                         ja ☐   nein ☐

    Wenn ja, wieviele und unter welchem Krankheitsbild?

10. Zustand der Impfstelle bei der ersten amtsärztlichen
    Untersuchung am: ....
    a) weitere Entwicklung

11. Art der Krankheitserscheinungen nach der Impfung und
    weiterer Verlauf:
    (Arztberichte beifügen!)

Zutreffendes ankreuzen!

12. Tag des ersten Arztbesuches: ....

    a) Anschrift des Arztes: ....

       ....

    b) dessen Diagnose: ....

       ....

       ....

13. <u>Spätere Diagnosen:</u>   <u>durch wen gestellt:</u>   <u>wann:</u>

    ....

    ....

    ....

14. Welches Material wurde zur mikrobiologischen Untersuchung eingesandt?

    ....

    wann: ....

    und wohin: ....

    (Ergebnis beilegen!)

15. Übersicht über die erhobenen mikrobiologischen Befunde:

    Material: entnommen am: untersucht im: Befund:

16. Krankenhauseinweisung am: ....

    in: ....

    durch: ....
Nach Krankenhausentlassung Abschrift oder Kopie des Arztberichtes beifügen.

17. Ausgang der Erkrankung (Heilung, vermutlich bleibende
    Folgen, Tod, unbekannt) :

    ....

    ....

    ....

18. Bei tödlichem Ausgang (entsprechend den Angaben auf dem
    Leichenschauschein) :

    a) Tag des Todes: ....

    b) Welches Leiden hat den Tod unmittelbar herbeigeführt:

       ....

       ....

    c) Vorausgegangene Ursachen:
       ggf. krankhafte Zustände, die die vorgenannte Ursache
       herbeigeführt haben (dabei soll der letztlich zugrunde-
       liegende Zustand an letzter Stelle genannt werden)

    d) andere wesentliche Krankheitszustände, die zum Tode bei-
       getragen haben, ohne mit der Impfung bzw. dem unmittel-
       bar zum Tode führenden Umstand zusammenzuhängen:

19. Hat eine innere Leichenschau stattgefunden?
                                              ja ☐   nein ☐

    Ist eine vollständige oder Teilsektion
    erfolgt?   ja ☐   nein ☐

    Wer hat sie durchgeführt:

    ....

20. Obduktionsbericht:

21. Neuro-histologischer Befund:

<u>Der Amtsarzt</u>

1. Stellungnahme des Amtsarztes

    a) zur Impffähigkeit
    b) zur Impftechnik

Datum der
Bearbeitung

....
                                     (Unterschrift des Amtsarztes)

<u>Stellungnahme der Zwischeninstanz:</u>

<u>Stellungnahme der entscheidenden Instanz:</u>

Wurde ein Entschädigungsantrag gemäß § 51 ff (BSeuchG)
gestellt?

                                   ja   /   nein

Die Abgabe des III. Berichts über eine Störung des Impfverlaufs
erübrigt sich, weil:

<u>Gesundheitsamt</u> ....   <u>Datum</u> ....

Raum für Bearbeitungsvermerke des Bundesgesundheitsamtes:

<u>Vertrauliche Arztsache</u>
(verschlossen zu befördern)

<u>Dritter</u> <u>Bericht über eine Störung des Impfverlaufs nach</u>
<u>Schutzimpfung gegen</u> ....
<u>bei:</u> ....
(Name, Vorname, Geburtsdatum)

Erster Bericht erstattet am: ....
Zweiter Bericht erstattet am: ....

Dieser Bericht soll 2 Jahre nach Bekanntwerden der Störung des
Impfverlaufs angefertigt werden. Er dient der Registrierung
des Ausgangs der Schadensangelegenheit bzw. ihrer Folgen. Nur
dadurch kann die Impfschadensstatistik bereinigt und aussage-
kräftig gemacht werden.

1. Ausgang der Erkrankung (Heilung, bleibende Folgen, Tod):

   ....

   ....

   ....

   ....

2. Zustand des Geschädigten zwei Jahre nach der Impfung:

   ....

   ....

   ....

   ....

3. Sind Rehabilitationsmaßnahmen gemäß § 54 BSeuchG
   erforderlich?   ja   /   nein

   Wenn ja, sind sie vorgesehen?
               eingeleitet?
               abgeschlossen?

   Art der Maßnahmen: ....

   ....

   ....

   Wo werden sie durchgeführt: ....

   ....

   (Vermutliche) Dauer? ....

4. Wurde der Impfschaden anerkannt?   ja   /   nein

   von wem? ....

   ....

   (ggf. Abschriften der Entscheidungsgründe beifügen!)

   Ruht das Verfahren wegen Wiederherstellung der Gesundheit?
                                 ja   /   nein

5. Bemerkungen:

Datum der
Bearbeitung   ....
....   (Unterschrift des Amtsarztes)

Anlage zum Bericht über eine Störung des Impfverlaufs

<u>Nomenklatur:</u> bei Impfstörungen mit Lokalisation auf der Haut

Die nachfolgende Aufzählung der wichtigsten Störungen des Impf-
verlaufes folgt pathogenetischen Gesichtspunkten; das lokalisa-
torische Einteilungsschema tritt dabei in den Hintergrund. Die
hier gewählte Reihenfolge besagt nichts über den zeitlichen Ablauf oder den Schweregrad der Erscheinungen. Die Aufzählung soll
ein Schritt in Richtung auf eine Vereinheitlichung der Nomenkla-
tur sein.

<u>Area migrans</u>

Zentrifugale Ausbreitung der Area in die weitere Umgebung der
Impfstelle (z.B. Schulter, Brust, Rücken, Arm)

<u>Area bullosa</u>

Blasenförmige Abhebung der obersten Epidermisschichten im Be-
reich der Area

<u>Nebenpocken</u>

Vorwiegend auf dem Lymphwege entstandene Vakzinepusteln in der
unmittelbaren Umgebung der Impfstelle

<u>Vaccinia serpiginosa</u>

Konflux mehrerer Nebenpocken mit mehrfach bogiger Begrenzung

<u>Impfkeloid</u>

Gutartige Bindegewebswucherung an der Impfstelle meist nach
Impfulkus

<u>Impfulkus</u>

Pustelnekrose mit nachfolgender Geschwürsbildung (Kutisdefekt)
an der Impfstelle

Vaccinia progressiva

Fortschreitende Ausdehnung der Vakzinepusteln mit Nekrotisierung z.B. bei Antikörper-Mangel-Syndrom

Vaccinia secundaria

In größerer Entfernung von der Impfstelle durch sekundäre mechanische Verschleppung von Vacciniavirus (Autoinokulation) entstandene Vakzinepusteln, vorzugsweise an Haut-Schleimhautgrenzen, z.B. Auge, Lippe, Nase, Ohren, Anal- und Genitalregion auftretend

Vaccinia translata s. inoculata

Folge einer Übertragung des Vacciniavirus vom Geimpften auf eine empfängliche Person

Vaccinia generalisata

Mehr oder weniger disseminiertes, durch hämatogene Streuung entstandenes Pustelexanthem, gelegentlich mit abortiven Nachschüben; selten Narbenbildung; günstige Prognose

Ekzema vaccinatum

Hämatogenes, disseminiertes pustulöses Exanthem nach Aussaat des Vacciniavirus auf ekzematöse Hautflächen vorwiegend bei Personen mit Neurodermitis constitutionalis (endogenem Ekzem). Die konfluierenden Pustelbeete können sich auf die bisher gesunde Haut ausdehnen; ungünstige Prognose

Postvakzinale Exantheme

Urtikarielle, rubeoli-, morbilli- oder scarlatiniforme Exantheme nach Pockenschutzimpfung.

Berichterstattung (Statistik) über die Pockenschutzimpfung.

Die bei den Gesundheitsämtern gemäß Anlage 1 und 2 der VO vom
22.1.1940 zu führende "Liste der zur Pockenschutz-Erst- und
Wiederimpfung vorzustellenden Impfpflichtigen ....." bleibt unverändert.

Für die jährliche Berichterstattung über das Ergebnis der
Pockenschutzimpfung wird ein Formblatt vorgeschlagen, das Bestandteil des Jahresgesundheitsberichtes der Gesundheitsämter
werden kann. Damit könnte eine getrennte Berichterstattung vermieden werden.

Das Berichtsformular ist auf den Geburtsjahrgang der Impflinge
abgestellt und zählt nur die bei der Nachschau als erfolgreich
beurteilten Impfungen.

.... Erstimpfung (rotes Formular)

Gesundheitsamt
für

den Kreis __________
die kreisfreie Stadt ....

Statistik der Pockenschutz-Erstimpfung für das Impfjahr (Kalenderjahr) 19..

	Aus den Geburtsjahren										zus.
	19.. und älter	19..	19..	19..	19..	19..	19..	19..	19..	19.. *)	
1. wurden geimpft											
1a. darunter: nach Vorbehandlung mit Vakzine-Antigen											
2. (von 1) mit Erfolg **)											
3. von der Impfpflicht befreit											
4. ***)											
5. ***)											

Verwendeter Impfstoff (Saatvirus):

  *) Hier ist das Impfjahr und von hier aus nach <u>links</u> die Reihe der vorausgegangenen Jahre einzutragen;

  **) zur Beurteilung des Impferfolges: die Erstimpfung gilt als erfolgreich, wenn sich mindestens ein Impfschnitt zur Pustel entwickelt hat;

***) frei für zusätzliche Fragestellungen.

Wiederimpfung (grünes Formular)

....
            Gesundheitsamt
                   für

den Kreis ___________
die kreisfreie Stadt ....

Statistik der Pockenschutz-Wiederimpfung für das Impfjahr (Kalenderjahr) 19..

	Aus den Geburtsjahren										
	19.. und älter	19..	19..	19..	19.. *)	19..	19..	19..	19..	19.. und jünger	zus.
1. wurden geimpft											
2. (von 1) mit Erfolg**)											
3. von der Impfpflicht befreit											
4. ***)											
5. ***)											

Verwendeter Impfstoff (Saatvirus):

*) Hier ist jeweils das Geburtsjahr der Impflinge, die in ihrer Überzahl im Impfjahr das 12. Lebensjahr vollenden, einzutragen; von hier aus nach links sind die vorausgegangenen und nach rechts die nachfolgenden Jahre einzutragen;

**) zur Beurteilung des Impferfolges: Die Wiederimpfung gilt als erfolgreich, wenn sich bei der Nachschau (zwischen 6.-8. Tag nach der Impfung) mindestens ein Impfschnitt zum Knötchen (als Induration deutlich tastbar), Bläschen oder zur Pustel entwickelt hat;

***) frei für zusätzliche Fragestellungen.

Erkrankungen des Zentralnervensystems nach Pockenschutzimpfung

Ratschläge an Ärzte

Herausgegeben vom Bundesgesundheitsamt

1. Vorbemerkungen

Mit der Pockenschutzimpfung zeitlich und ursächlich in Zusammenhang stehende zentralnervöse Komplikationen sind selten. Sie treten in zwei neurohistologisch differenzierbaren Formen auf: die postvakzinale Enzephalopathie innerhalb der ersten beiden Lebensjahre und die postvakzinale Enzephalitis (diffuse perivenöse Herdenzephalitis) vorwiegend jenseits des 2. Lebensjahres.

Die Letalität der postvakzinalen Enzephalopathie ist hoch. Sie ist um so höher, je jünger das erkrankte Kind ist. Bei der postvakzinalen Enzephalitis liegt sie zwischen 20 und 30 %.

Nach Überstehen der Erkrankung können Restsymptome in Form von spastischen Lähmungen sowie epileptischen oder subkortikalen Anfällen bestehenbleiben oder erst nach einer Latenzzeit auftreten. Ferner kann es zu dauernden psychischen Veränderungen und Intelligenzminderungen kommen.

Die postvakzinalen Gehirnerkrankungen befallen fast ausnahmslos Erstimpflinge. Die genannten Komplikationen treten regional verschieden häufig auf. Eine Geschlechtsdisposition liegt nicht vor.

2. Normaler Impfverlauf

Bei der Erstimpfung tritt an der Impfstelle um den 3. bis 4. Tag eine kleine gerötete Papel auf, aus der sich am 5. bis 6. Tag ein Bläschen entwickelt, dessen anfänglich wasserklarer Inhalt sich nach dem 7. Tag trübt. Diese Impfpustel ist von einer roten Area umgeben; die regionären Lymphknoten schwellen an. Nach diesem Pustelstadium kommt es zur Verschorfung und schließlich 3 bis 4 Wochen nach der Impfung zum Abfall der Krusten. Nach Abheilung bleibt in der Regel eine sichtbare Narbe zurück. Um den 7. bis 12. Tag nach der Impfung tritt das übliche, einige Tage andauernde, gelegentlich hohe Fieber mit Allgemeinerscheinungen wie Unruhe, Kopfschmerzen, Mattigkeit, Appetitlosigkeit und bei Säuglingen meist mit einem leichten Gewichtsverlust auf.

3. Störungen des Impfverlaufs

Als solche sind bereits alle über das übliche Ausmaß einer Impfreaktion hinausgehenden gesundheitlichen Störungen anzusehen. Diese können an der Impfstelle, der übrigen Haut, der Schleimhaut oder unter Allgemeinerscheinungen auftreten. Die schwerste, jedoch seltene Komplikation betrifft das Zentralnervensystem.

---

* Das Merkblatt ist ausschließlich beim Deutschen Ärzte-Verlag, 5 Köln-Braunsfeld 1, Postfach 1340, und 1 Berlin 31, Bundesallee 23 (n i c h t beim Bundesgesundheitsamt!), zu beziehen.

Nachdruck, auch auszugsweise, nur mit Genehmigung des Deutschen Ärzte-Verlages.

Preis: 1 Stück 0,30 DM; 10 Stück 2,50 DM; 50 Stück 9,— DM; 100 Stück 15,— DM; 1000 Stück 100,— DM. Diese Preise enthalten 5,5 % MWSt.

Z e n t r a l n e r v ö s e   K o m p l i k a t i o n e n treten unabhängig von der Art der Impfstoffapplikation (kutan, intrakutan, subkutan, auch bei Vaccinia inoculata) und unabhängig von der Stärke der lokalen Impfreaktion auf.

Das Krankheitsbild ist sehr vielgestaltig. Neben allgemeinen Erscheinungen wie Fieber und Unruhe zeigen sich in der Regel Krampfanfälle, Somnolenz, Bewußtlosigkeit, zeitweilig schrilles Schreien, Zähneknirschen, Erbrechen, Nackensteifigkeit, Störungen der Pupillenreaktion, bei älteren Kindern Spontanabgang von Stuhl und Urin, heftige Kopf- und Nackenschmerzen; die selten auftretenden Lähmungen können vielgestaltig und gemischt schlaff-spastisch auftreten. Lähmungen der basalen Hirnnerven, z. B. Augenmuskellähmung, Fazialislähmung, können auch ohne Krampferscheinungen vorkommen.

Die Erkrankung beginnt stets akut mit alarmierenden Symptomen, oft mit Krampfanfällen. Schleichende und progrediente Verlaufsformen mit rezidivierenden Krankheitsschüben wurden nicht beobachtet.

In der Mehrzahl der Fälle setzen die zentralnervösen Störungen zwischen dem 7. und 10. Tag ein. In Einzelfällen können sie bereits ab 4. und bis zum 18. Tag nach der Impfung auftreten.

4. Hinweise für die Differentialdiagnose

a) F i e b e r - und I n f e k t k r ä m p f e

Sie bieten erhebliche diagnostische Schwierigkeiten, weil sie sowohl als Folge der Impfung als auch durch interkurrente Infekte ausgelöst werden können. Sie treten ohne lang dauernde Bewußtlosigkeit auf. Die meist tonisch-klonischen Krampfanfälle dauern oft mehrere Minuten lang. Das Fieber liegt fast immer über 38,5° C. Es steigt rasch an. Pyramidensymptome und Lähmungen fehlen in der Regel. Anamnestische Angaben über frühere Krämpfe sind für die Diagnose wertvoll.

b) S p a s m o p h i l i e (rachitogene Tetanie)

Sie ist häufig bei rachitischen Kindern zwischen dem 3. und 7. Lebensmonat zu finden. Für sie spricht ein positives Fazialis- und Peronäus-Phänomen. Gesichert wird die Diagnose durch den Nachweis einer Hypokalzämie und die hierdurch bedingte Verlängerung der QT-Zeit im Elektrokardiogramm. Die Spasmophilie tritt bevorzugt in den Monaten Januar bis April auf.

c) V i r u s - E n z e p h a l i t i s

Sie wird überwiegend im Spätsommer durch Enteroviren (z. B. Poliomyelitis-, Coxsackie- und Echoviren) oder im Frühsommer durch Arboviren (z. B. Viren der Zeckenenzephalitis) verursacht. Die Meningen sind fast immer beteiligt (Meningo-Enzephalitis). Eine eindeutige Abgrenzung untereinander und von der postvakzinalen Enzephalitis ist jedoch nur durch den Virusnachweis aus Stuhl, Blut oder Liquor und durch serologische Untersuchungen möglich.

d) Para- oder postinfektiöse Enzephalitis
(z. B. bei Mumps, Virusgrippe, Masern, Röteln und Windpocken)
Daran ist auch zu denken, wenn die genannten Infektionskrankheiten in der Umgebung des Impflings auftreten. Die Mumps-Enzephalitis kann ohne Krankheitserscheinungen an den Speicheldrüsen vorkommen. Die Diagnose ist durch den Virusnachweis oder serologische Untersuchungen möglich.

e) Tuberkulöse Meningitis
Sie muß erwogen werden, wenn Wesensveränderungen, Spielunlust, Kopfschmerzen und Fieber von Zeichen meningealer Reizung abgelöst werden: Erbrechen, Berührungsempfindlichkeit, schrilles Schreien, Zähneknirschen; Hirnnervenlähmungen treten schließlich hinzu. Intrakutane Tuberkulinproben (Tine Test und Mendel-Mantoux) sowie Liquoruntersuchungen sichern die Diagnose (Erregernachweis, Zuckergehalt, Spinnwebsgerinnsel).

f) Eitrige Meningitis und Sepsis
Sie sind nur durch die bakteriologische Untersuchung des Blutes und des Liquors feststellbar.

g) Angeborene und erworbene Hirnschäden
Säuglinge mit zerebralen Bewegungsstörungen nach einer perinatalen Hirnschädigung fallen durch Tonus- und Haltungsveränderungen, durch Asymmetrie der Bewegungen und durch Persistieren von Primitivreflexen auf. Derartige Störungen können nach der Pockenschutzimpfung erstmalig in Erscheinung treten, ohne daß ein ursächlicher Zusammenhang zu bestehen braucht.

5. Laboratoriumsdiagnose

Mit einem positiven oder negativen Ergebnis der Liquoruntersuchung allein ist die Ätiologie einer zentralnervösen Störung nach Pockenschutzimpfung weder zu beweisen noch zu widerlegen. Die Liquoruntersuchung bietet aber die Möglichkeit, Erkrankungen anderer Ätiologie zu erkennen. Aus diesem Grunde sind mikrobiologische und serologische Untersuchungen unbedingt durchzuführen. Eine vorherige Absprache mit dem zuständigen Untersuchungsinstitut ist zu empfehlen.

Für den Erreger-Nachweis sind möglichst frühzeitig 2—4 ml Liquor blutfrei in sterilem Röhrchen zu entnehmen und mit einem Gummistopfen zu verschließen. Zum Nachweis einer Virus-Enzephalitis anderer Genese sind 5 ml Zitrat- oder Heparinblut, wenn möglich während des Fieberanstiegs, zu entnehmen. Zum Nachweis von Enteroviren ist eine Stuhlprobe einzusenden. Die Untersuchungsproben sind möglichst tiefgekühlt dem hierfür bestimmten Institut zu übersenden. Zur serologischen Untersuchung sind frühzeitig 5 ml Venenblut ohne Zusatz zu entnehmen. Die wiederholte Einsendung nach etwa 10 Tagen erlaubt dann die Beurteilung des Antikörpertiterverlaufs.

6. Die Diagnose und Beurteilung zentralnervöser Komplikationen nach Pockenschutzimpfung

ist nur im Zusammenwirken der Ärzte der Praxis, der Krankenhäuser und des öffentlichen Gesundheitsdienstes möglich.

A. Der erstuntersuchende Arzt
Wird der Arzt wegen einer Störung des Impfverlaufs gerufen, so soll er seine Aufmerksamkeit auf Anamnese, Befund und einzuleitende Maßnahmen richten.

Anamnese: Zuerst ist festzustellen, an welchem Tag die Impfung stattfand, wann und welche Symptome zuerst beobachtet wurden. Wichtig ist zu erfahren, ob in der Familie Krampfleiden vorgekommen sind, ferner, ob bei dem Impfling der Geburtsverlauf normal war, oder ob Erkrankungen und Traumen des zentralen Nervensystems durchgemacht wurden. Alle Angaben sind sofort schriftlich festzuhalten, da später meist gutachtliche Stellungnahmen notwendig werden. Allgemeine Formulierungen wie „das Kind hat gekrampft" sind dabei wenig verwertbar.

Befund: Neben einer sorgfältigen allgemeinen Untersuchung sind sämtliche Reflexe einschließlich der Pupillenreaktion zu prüfen.

Maßnahmen: Hat der erstuntersuchende Arzt auf Grund der Vorgeschichte und des Befundes den Verdacht, daß eine zentralnervöse Störung des Impfverlaufs vorliegt, so soll er den Impfling so rasch wie möglich in klinische Behandlung überweisen. Bei Krämpfen ist sofort eine krampflösende Therapie einzuleiten. Für die Sicherung späterer Ansprüche liegt es im Interesse des Impflings, das Gesundheitsamt von dem Verdacht des Vorliegens einer Störung des Impfverlaufs unverzüglich zu unterrichten. Liegt der Verdacht einer übertragbaren Gehirnentzündung vor, ist die Meldepflicht nach dem Bundes-Seuchengesetz zu beachten.

B. Der Krankenhausarzt
Auch für den Krankenhausarzt empfiehlt es sich, die Angaben der Angehörigen über Beginn, Art und Verlauf der Erscheinungen in der Krankengeschichte bis ins einzelne festzuhalten, um gutachtliche Stellungnahmen zu erleichtern.

Die Anwendung von Vaccinia-Immunoglobulin erscheint zur kausalen Therapie aussichtsreich. Besteht ein Krampfstatus, so ist dieser so rasch wie möglich zu beheben.

C. Der Arzt des Gesundheitsamtes
Wird dem Gesundheitsamt eine Störung des Impfverlaufs bekannt, so ist es verpflichtet, unverzüglich Ermittlungen über Art und Ursache der Erkrankung anzustellen. Besteht der Verdacht auf eine zentralnervöse Störung und ist die Krankenhauseinweisung noch nicht erfolgt, so soll diese im Einvernehmen mit dem Hausarzt erwirkt werden.

Diagnostische Eingriffe vor Krankenhauseinweisung empfehlen sich nicht. Der Arzt des Gesundheitsamtes soll nach der Krankenhauseinweisung darauf dringen, daß die unter Ziffer 4 genannten Blut- und Liquorentnahmen im Krankenhaus veranlaßt werden. Wiederholte Blutentnahmen sind wichtig.

Der Arzt des Gesundheitsamtes soll auf die Beteiligten einwirken, daß alle Möglichkeiten, Art und Ursache der Krankheitserscheinung zu klären, ausgeschöpft werden.

Endet die Erkrankung tödlich, so ist auf eine innere Leichenschau hinzuwirken, die sich auf alle Organe erstreckt.

Für die notwendigen neurohistologischen Untersuchungen sollen Gehirn und Rückenmark in 10%iger Formalinlösung eingelegt und zweckmäßigerweise an Institute eingesandt werden, die dafür bestimmt worden sind.

Für die virologischen und serologischen Untersuchungen sind vor dem Einlegen in Formalin, ohne daß die Impfstelle berührt wird, zu entnehmen:

a) 3—5 ml Herzblut,
b) einige Milliliter Liquor, möglichst durch Subokzipitalpunktion gewonnen, notfalls auch Liquorabstriche auf sterilem Tupfer,
c) zwei etwa kirschgroße Proben aus entzündlich veränderten Hirnbezirken,
d) zum Ausschluß anderer Virusinfektionen empfiehlt sich die Entnahme von Stuhl, Urin und der Tonsillen.

Diese Proben sind in sterilen Gefäßen unverzüglich dem hierfür bestimmten Institut zu übersenden, die Proben zu b) und c) sollen tiefgekühlt sein.

Zur Klärung des Sachverhaltes hat der Arzt des Gesundheitsamtes insbesondere zu erfragen:

1. Wie hat der Impfarzt die Impffähigkeit festgestellt?
2. Wie wurde die Impfung und mit welchem Impfstoff (Hersteller und Chargennummer) durchgeführt?
3. Sind im Impfbezirk gleiche oder ähnliche Störungen aufgetreten?

Die Sorgeberechtigten sind in geeigneter Weise darauf hinzuweisen, daß sie bei einem über das übliche Ausmaß einer Impfreaktion hinausgehenden Gesundheitsschaden Ansprüche auf Entschädigung nach dem Bundes-Seuchengesetz anmelden können.

Die Fragen, die zur Klärung der Diagnose und der Ätiologie beantwortet werden müssen, sind in dem amtlichen Vordruck „Bericht über eine Störung des Impfverlaufs..." enthalten, den das Gesundheitsamt vorrätig hält.

II. Einzelbeiträge

Auswahl und Beurteilung der Gesundheit der Impftiere

E. WEINHOLD

Die Richtlinien für die Einrichtung und den Betrieb der staatlichen Impfanstalten fordern für die Herstellung von Pockenimpfstoffen die Verwendung g e s u n d e r Tiere. Die Tiere sind vor und nach der Einstellung tierärztlich zu untersuchen und dürfen keine Anzeichen einer übertragbaren Krankheit aufweisen.

Gesundheit der Tiere besagt das Nichtvorhandensein aller Krankheiten. Bei dieser Sachfrage lautet die Kernfrage: Gibt es Untersuchungs- und Sicherungsmaßnahmen, ein Tier als gesund zu bezeichnen? Die Antwort ist: Bei der Beurteilung der Gesundheit eines Tieres kann es keine absolute Sicherheit geben, besonders deswegen nicht, weil in manchen Fällen die diagnostischen Hilfsmittel zur Aufdeckung einer möglichen Infektion nicht ausreichen oder sogar fehlen. Der Schwerpunkt der Beurteilung der Gesundheit der zur Impfstoffgewinnung verwendeten Tiere liegt zweifellos bei dem vom Tier auf den Menschen übertragbaren Krankheiten. Einige dieser Krankheiten sind am Einzeltier nur mit großer Mühe oder überhaupt nicht zu erkennen. Andere Erkrankungen oder Verletzungen haben dagegen eine geringere Bedeutung. Wenn die nach den Erkenntnissen der Wissenschaft durchgeführten Untersuchungen vor und nach der Infektion mit dem Vacciniavirus negativ verlaufen sind, kann man unterstellen, daß das Tier gesund ist.

Die Abwendung der Übertragungsgefahr von Zoonosen erfordert eine Reihe von Vorsichtsmaßnahmen bei der Auswahl der zur Impfstoffgewinnung dienenden Tiere. Für die Herstellung der Dermovakzine werden allgemein Kälber oder bis zu 2 Jahre alte Jungrinder und auch Schafe verwendet. Es interessieren daher besonders die bei diesen Tieren in Mitteleuropa vorkommenden und auf den Menschen übertragbaren Krankheiten, von denen die wichtigsten hier kurz dargestellt werden.

T o l l w u t. Erkrankte Tiere sind durch klinische Untersuchung schwer zu erkennen; das Krankheitsbild ist in vielen Fällen wenig eindrucksvoll. Um in der Inkubation befindliche Tiere auszuschließen, ist es ratsam, sich beim Kauf von der zuständigen Stelle bescheinigen zu lassen, daß der Herkunftsbestand in den letzten 6 Monaten frei von Tollwut war und nicht in einem Tollwutsperrbezirk gelegen hat. Vorteilhaft sind in diesem Zusammenhang Rinder und Schafe ohne Weidegang, da die Ansteckung meist auf der Weide durch den Fuchs erfolgt.

P a r a i n f l u e n z a - 3 - V i r u s - I n f e k t i o n d e s R i n d e s. Das Parainfluenza-3-Virus ist in Süddeutschland weit verbreitet. Die Infektion tritt als Stallenzootie mit Rhinotracheobronchitis und Pneumonie auf, die zum Teil von chronischem Husten und Durchfall begleitet sind. Pathologisch-anatomisch entsprechen die Befunde dem klinischen Bild. Die klinische Diagnose kann durch serologische Untersuchung ergänzt werden. Bei ganz jungen Kälbern können von der Mutter übernommene Antikörper die Diagnose verfälschen.

B e d s o n i a (M i y a g a w a n e l l a -) - I n f e k t i o n. Erreger aus der Gattung Bedsonia werden beim Rind und Schaf beobachtet. Eine Infektion ist klinisch nicht immer erkennbar. Gehäuft auftretende Aborte oder Frühgeburten sind bei Schafen oft das erste klinische Zeichen der Infektion. Die Erreger lassen sich in verschiedenen Geweben des Geburtstraktes nachweisen. Serologische Untersuchungen sind beim Einzeltier nicht immer beweisend, sondern es müssen Bestandsuntersuchungen durchgeführt werden.

Maul- und Klauenseuche. Die Diagnose wird durch klinische Untersuchung aufgrund der typischen Veränderungen gestellt. Ein wichtiges Hilfsmittel ist die Messung der Körpertemperatur, da schon kurz vor, spätestens mit Beginn der Generalisation Fieber einsetzt. Pathologisch-anatomisch sind typische Veränderungen vorhanden. Tiere aus Maul- und Klauenseuche-Sperrbezirken sollten für die Pockenimpfstoffherstellung ausscheiden.

Pocken. Die Schafpocken sind gewöhnlich über den ganzen Tierkörper verbreitet, während die Kuhpocken auf Euter und Zitzen lokalisiert bleiben. Der klinische Nachweis ist in Verbindung mit der Thermometrie relativ leicht zu führen. Im Zweifelsfall kann die Diagnose durch den Virusnachweis gesichert werden.

Q-Fieber. Rinder und Schafe sind relativ oft (in Süd-Württemberg sollen 7,1 % aller Rinder befallen sein) latent infiziert und scheiden den Erreger aus den natürlichen Körperöffnungen aus. Sie bilden dann eine gefährliche Infektionsquelle für den Menschen. Die infizierten Tiere können weder klinisch noch pathologisch-anatomisch mit ausreichender Sicherheit erfaßt werden. Eine Diagnose mit serologischen Methoden am Einzeltier ist oft schwierig. Man kann mit Sicherheit nur auf das Freisein eines Einzeltieres schließen, wenn der gesamte Bestand bei wiederholten Untersuchungen negativ war.

Pneumokokkose. Die Pneumokokkose ist in Süddeutschland eine der häufigsten Kälberinfektionen. Gefährdet sind besonders Kälber der ersten Lebenswochen. Die Infektion der Tiere erfolgt in der Regel durch den Menschen bei der Geburt und späteren Betreuung. Die klinische und pathologisch-anatomische Diagnose ist aufgrund spezifischer Veränderungen, die am Atmungs- und Verdauungsapparat und in den Gelenken lokalisiert sein können, und in Verbindung mit den Befunden einer bakteriologischen Untersuchung zu stellen.

Listeriose. Kälber können an der Listeriose schon erkranken, bevor der Pansen in Aktion tritt. Klinisch kann man nur Tiere mit zentralnervösen Störungen erfassen; Aborte können vorkommen. Listerien kommen mitunter auch bei klinisch gesunden Tieren vor. Bei der Zerlegung finden sich meist überhaupt keine Veränderungen. Histologisch lassen sich entzündliche Veränderungen im Zentralnervensystem nachweisen. Die Listeriose spielt beim Schaf mitunter eine besonders bedeutende Rolle und wird meist in den Frühjahrsmonaten beobachtet. Bei Lämmern sieht man ausnahmslos spezifische Erscheinungen und bei der Sektion Nekroseherde in der Leber. Bei erwachsenen Schafen herrscht die zerebrale Form der Listeriose vor, die eine bis 100%ige Letalität aufweist.

Brucellose. Diese Zoonose ist in vielen Teilen Deutschlands durch staatliche Bekämpfung getilgt. Zum Schutze vor Brucellose ist über die Seuchenfreiheit des Bestandes eine Bescheinigung zu fordern. Die Diagnose wird durch serologische Untersuchung gestellt. Pathologisch-anatomische Veränderungen liegen nicht in allen Fällen vor.

Salmonellose. Für die Impfstoffherstellung sind Kälber aus salmonellafreien (überwachten) Beständen (z. B. Vorzugsmilchbeständen) am besten geeignet. Im übrigen muß man bei etwa 5 % der Kälber mit Salmonellen im Verdauungsapparat rechnen. Jeder Salmonella-Typ ist als pathogen anzusehen. Die klinische und serologische Diagnose ist unsicher. Um die Ausscheidung von Salmonellen mit dem Kot mit einiger Sicherheit auszuschließen, müssen drei bakteriologische Kotuntersuchungen im Abstand von 7—10 Tagen negativ verlaufen sein. Bei entsprechenden klinischen und pathologisch-anatomisch für Salmonella-Infektion verdächtigen Merkmalen ist die bakteriologische Untersuchung die Diagnosemethode der Wahl. Die Salmonellose kommt beim Schaf selten vor und hat deshalb kaum Bedeutung.

M i l z b r a n d. Der Milzbrand ist in unseren Regionen bei Rind und Schaf eine ziemlich seltene septikämisch akut oder subakut verlaufende Erkrankung. Milzbrandgebiete pflegen in der Veterinärverwaltung aktenkundig zu sein, weswegen dem Lieferanten der Tiere aufgetragen werden kann, sich bescheinigen zu lassen, daß das Tier nicht aus einer Milzbrandgegend stammt. Klinisch ist der Milzbrand an blutigen Durchfällen, an Blutungen aus Körperöffnungen und Fieber erkennbar. Pathognostisch ist der Milzbefund.

T u b e r k u l o s e. Die Rindertuberkulose ist in der Bundesrepublik Deutschland getilgt. Die Tuberkulose der Schafe ist selten und meist im Darm lokalisiert. Infektionen von Rindern durch den tuberkulösen Menschen sind bekannt. Die Forderung einer Bescheinigung über die Tuberkulosefreiheit dürfte leicht erfüllbar sein. Allerdings ist daran zu denken, sich bei landwirtschaftlichen Gemischtbetrieben auch die Tuberkulosefreiheit von Geflügel und Schweinen bescheinigen zu lassen, da Tuberkulose dieser Tiere auf das Rind übertragen werden kann.

L e p t o s p i r o s e. Kommt auch bei Schafen und Rindern vor (Leptospira pomona, grippotyphosa und icterohaemorrhagiae), die mit Schweinen zusammen auf der Weide gehalten werden. Die Erkennung der Leptospirose ist durch klinische Untersuchung nur schwer möglich; bei typischen Erkrankungen treten stets Hämoglobinurie und Gelbsucht auf. Laboratoriumsuntersuchungen sind mit großen Unsicherheiten belastet; der Nachweis des Erregers gelingt meist nur im Tierversuch. Die Leptospirose verursacht Veränderungen an verschiedenen Organen (hauptsächlich in Nieren, Lymphknoten und am Herzen), die durch Sektion zu erkennen sind.

T o x o p l a s m o s e. Die Krankheit äußert sich beim Rind außer mit Fieber in Schweratmigkeit, Husten und Depression, in subklinisch verlaufenden Fällen in Verwerfen. Jungrinder erkranken im allgemeinen nach einer Infektion, während ältere Rinder ohne klinische Erscheinungen latent infiziert bleiben. Die Toxoplasmose tritt bei Schafen unter der Drehkrankheit ähnlichen Symptomen auf. Mit Einschränkungen lassen sich für die Erkennung der Toxoplasmose am lebenden Tier auch serologische Methoden verwenden. Bei der Sektion werden nur histologische Veränderungen gefunden.

Weitere im WHO-Technical Report No. 323 genannte Krankheiten (z. B. Rinderpest, Louping Ill, Pulpy Kidney, Rift-Tal-Fieber) kommen in der Bundesrepublik Deutschland nicht vor.

Da zur Impfstoffgewinnung bestimmte Tiere trotz Infektion manchmal keine Krankheitserscheinungen zeigen, muß man sich bei der Beurteilung der Gesundheit auf den Gesundheitszustand der Mütter und der Tiere des übrigen Bestandes stützen. Von den genannten Zoonosen sind beim Kalb Tollwut, Q-Fieber, Pneumokokkose, Listeriose, Brucellose, Salmonellose, Tuberkulose und Toxoplasmose kongenital nachgewiesen worden. Bei Verdacht auf Parasitenbefall empfehlen sich entsprechende Ergänzungsuntersuchungen.

Nachgeburtsverhaltungen legen den Verdacht irgendeiner Krankheit nahe. Die Tiere sollten daher grundsätzlich normal und nicht lebensschwach geboren worden sein.

7*

Die Grundlage der Feststellung des Gesundheitszustandes eines Tieres ist die klinische Untersuchung. Eine erhebliche Einschränkung der Möglichkeit des Vorkommens von Zoonosen bei den zur Impfstoffherstellung bestimmten Tieren wird schon dadurch erreicht, daß die Tiere aus anerkannt tuberkulose- und brucellosefreien Beständen stammen müssen. Die in die Impfanstalt eingestellten Tiere werden zweckmäßigerweise unabhängig von vorhergehenden Untersuchungen 2—3 Tage nach der Ankunft tierärztlich untersucht, wenn sie sich vom Transport erholt haben. Von großer Bedeutung für die Beurteilung des Gesundheitszustandes eines für die Impfstoffgewinnung eingestellten Tieres ist eine möglichst lange Beobachtungszeit, in der das Tier eingehenden klinischen und Laboruntersuchungen unterzogen werden kann. Die Dauer der Beobachtungszeit wird sich nach der Herkunft der Tiere richten; wenn die Tiere aus bekannten Herkunftsbeständen stammen, die ständige Lieferanten der Impfanstalt sind, reichen 14 Tage aus. Wenn Zweifel am Gesundheitszustand hinsichtlich des Bestehens einer Salmonellose vorhanden sind, sollte die Beobachtungszeit auf 30 Tage ausgedehnt werden, um in dieser Zeit die entsprechenden Untersuchungen durchführen zu können. Diese Untersuchungen sind besonders wichtig, weil einige Gesundheitsstörungen bei der späteren Sektion nicht mehr erkannt werden können. Im Rahmen der klinischen Untersuchung soll der Blutstatus erhoben werden, da an ihm eine Reihe von Gesundheitsstörungen wahrgenommen werden kann. Um die Tiere v o r und n a c h der Beimpfung möglichst gesund zu erhalten, sind Streßwirkungen wie ein schroffer Wechsel der Futtermittel und -methoden usw. abzuwenden. Tiere in mangelhaftem Ernährungszustand sind für die Impfstoffgewinnung unbrauchbar.

Der Forderung nach gesunden Tieren ist am ehesten dann entsprochen, wenn diese

1. dauerhaft gekennzeichnet sind,

2. aus einem bekannten Bestand bezogen werden,

3. in regelmäßigen Abständen tierärztlich untersucht worden sind,

4. mit Gesundheitsbescheinigungen versehen sind, aus denen erkennbar ist, daß die Tiere bei eingehenden und wiederholt durchgeführten Untersuchungen keine Anzeichen einer Krankheit, insbesondere einer Zoonose aufwiesen,

5. der Herkunftsbestand seuchenfrei ist und

6. die Tiere nicht einer Behandlung unterzogen worden sind, die die Untersuchungsergebnisse bei der Einstellung und während der Beobachtungszeit nachteilig beeinflussen kann.

Wenn eine Seuche in unmitttelbarer Umgebung des Herkunftsbestandes aufgetreten ist, und der Bestand zwar seuchenfrei, aber empfänglich für die Seuche ist, sollen Tiere aus diesem Bestand nur nach entsprechender Beobachtung zur Impfstoffgewinnung verwendet werden. Durch Auswahl und Untersuchung der Tiere v o r der Einstellung in die Impfanstalt kann verhindert werden, daß bei entsprechender Pflege und Fütterung w ä h r e n d des Aufenthaltes in der Impfanstalt Gesundheitsstörungen, die nicht mit der Vakzineinfektion zusammenhängen, auftreten.

Reinigung und Gefriertrocknung von Pockenimpfstoffen in der Landesimpfanstalt Düsseldorf

K. H. RICHTER

Während die Reinigung eines Impfstoffes von seinen Ballaststoffen eine Forderung des Klinikers und des Immunbiologen ist, um unerwünschte Nebenwirkungen auszuschalten, richtet sich der Wunsch des Impfarztes auf einen gefriergetrockneten Impfstoff, weil er damit ein lange haltbares und in seiner Wirkung gleichmäßiges und verläßliches Substrat in die Hand bekommt.

Der herkömmliche Pockenimpfstoff, vom Gesetzgeber als Schutzpockenlymphe definiert, wurde fast ein Jahrhundert hindurch von der Haut des Tieres — in Deutschland vom Rind — gewonnen. Erst in jüngerer Zeit wurden Gewebekultur- und Bruteiimpfstoffe entwickelt und mit gutem Erfolg verimpft.

Reinigung

Der auf der Tierhaut gewonnene Pockenimpfstoff, die D e r m o v a k z i n e , enthält im Vergleich zu den Gewebekultur- und Bruteiimpfstoffen die meisten Ballaststoffe. Da es nicht möglich ist, ein Operationsfeld völlig keimfrei zu machen, finden sich in jeder Dermovakzine geringe Mengen von Bakterien und Pilzen. Den Hauptanteil an Fremdstoffen liefert die Impfpustel selbst. Die nach einer Entwicklungszeit von 4 bis 5 Tagen von der Rinderhaut abzuerntende Pustel stellt zu diesem Zeitpunkt ein entzündliches, eitriges Gebilde dar. Welche Substanzen in der Impfeffloreszenz und damit bei konventioneller Aufarbeitung dann in der Lymphe zu erwarten sind, zeigt die Tabelle 1.

Tabelle 1. Ballaststoffe im ungereinigten konventionell aufgearbeiteten Pockenimpfstoff sowie ihre pathophysiologische Bedeutung

Intakte Zellen	Strukturierte Bestandteile	Gelöste Substanzen	Zusätze	Viren
Bakterien Pilze Epithelien Bindegewebszellen Blutzellen	Kollagene Fasern Zelldetritus: Membranen, Kerne, Mitochondrien usw.	Kohlenhydrate Fette Eiweiße sowie alle weiteren Stoffwechselgruppen und -metaboliten	Glyzerin Kochsalz (Antibiotika)	Vaccinia (Fremdviren)

Bedeutung der Ballaststoffe

Zell- und Plasma-Proteine	Lipoproteide	Kohlenhydrate und Kohlenhydrat-verbindungen	Bakterielle und Pilz-Substanzen	Infektiös-toxische Substanzen
Allergene	Antigene	Pyrogene	Toxine	

Die Aufarbeitung einer V i r u s e r n t e (Rohimpfstoff) in konventioneller Art beginnt mit der Homogenisierung in einer Glyzerin-Kochsalz-Lösung. Dabei wird eine Suspension erzielt, der S t a m m i m p f s t o f f . Er wird durch Glasfaser oder Mullagen geseiht oder zentrifugiert, um ihn von groben Partikeln zu befreien. Die sich daran anschließende Prüfung erstreckt sich auf bakterielle Verunreinigungen.

Nach Reduzierung der allgemeinen Keimzahlen auf das erlaubte Minimum und Einstellung auf eine bestimmte Viruskonzentration (Zahl der Infektionseinheiten), wird der nunmehrige G e b r a u c h s i m p f s t o f f verimpft. Für den Menschen pathogene Mikroorganismen darf der Impfstoff nicht enthalten.

Ein Reinigungsverfahren, d. h. eine Beseitigung der Ballastsubstanzen, wird bei der konventionellen Lymphe nicht durchgeführt.

Es ist heute aber mit virologischen und biochemischen Verfahren möglich, den Impfstoff von seinen Ballaststoffen zu befreien. Da solche Möglichkeiten in den pockenbedrohten Ländern noch fehlen, stellen diese den Impfstoff in der konventionellen Art her. Sie benötigen ihn vor allem für die laufenden Impfungen in eigenen Pockenausrottungsprogrammen. Die WHO hat in ihren Requirements for Biological Substances (Wld Hlth Org. Techn. Rep. Ser., 1966, No. 323) außer der Herstellung von gereinigtem und gefriergetrocknetem Impfstoff auch noch die des konventionellen berücksichtigt.

Wie aus der Tabelle 1 ersichtlich ist, sind die Ballaststoffe keine indifferenten Substanzen. Bei bereits Sensibilisierten können sie Ursache allergischer Reaktionen sein. Andererseits können durch die Ballaststoffe selbst Sensibilisierungen zustande kommen. Dies ist vor allem dann zu befürchten, wenn Pockenimpfungen durchgeführt werden, bei denen der Impfstoff mit einer Impfpistole unter die Haut gespritzt wird („Jet"-Impfung).

Die Encephalitis post vaccinationem kann im übrigen nach den bisherigen Erkenntnissen nicht den Ballaststoffen zur Last gelegt werden. Die allergene bzw. antigene Natur der Ballaststoffe kann u. a. mit Immunoelektrophorese oder dem Gel-Präzipitationstest nach OUCHTERLONY nachgewiesen werden. Die Testung erfolgt je nach Tierart (Hammel, Rind) gegen entsprechende Antitierseren, Antihautextrakte und Leerseren. Im OUCHTERLONY-Test findet man mehrere deutliche Präzipitationslinien. Sie sind bei gereinigten Impfstoffen je nach Reinheitsgrad an Zahl und Deutlichkeit geringer, im besten Fall fehlen sie. Unter Hinzunahme von Stickstoffbestimmungen ergibt sich somit die Möglichkeit, die einzelnen Reinigungsschritte in ihrer Wirkung zu verfolgen und eine Aussage über den erreichten Reinheitsgrad des Endproduktes in qualitativer und quantitativer Hinsicht zu machen.

Die Reinigung gestaltet sich um so einfacher, je reiner das Ausgangsprodukt, die Virusernte, bereits ist. Die am stärksten verunreinigte Impfstofffernte stammt von der Haut des Tieres, die am wenigsten aus der Zellkultur. In Zellkulturen gewinnt man das Virus von einem homogenen Zellrasen und vermeidet dadurch die Beimengung von Hautelementen, Sekreten und Mikroorganismen der Haut sowie die Reaktionsprodukte der entzündlich eitrigen Impfpustel. Da bei Vermehrung der Viren in der Zellkultur Zellzerfallsprodukte entstehen, ist auch diese Virusernte zu reinigen. Aus Eihaut-Impfstoffen ist vor allem die Hühnereiweißkomponente so weit zu eliminieren, daß der Impfstoff auch an Allergiker bedenkenlos verimpft, vor allem injiziert werden kann („Jet"-Impfung).

Die Impfstoffproduktion auf der Zellkultur ist bisher wenig rationell. Ihr Vorzug liegt darin, daß man bakterielle Verunreinigungen und in der Regel auch Fremdviren vermeiden kann und eine Impfstofffernte von der Zellkultur das reinste Ausgangsprodukt für einen Impfstoff darstellt.

Gefriertrocknung

Die herkömmliche Dermovakzine ist ein flüssiges Substrat. Da Viren in feuchtem Milieu auf Wärmeeinflüsse empfindlich reagieren und leicht inaktiviert werden, muß man den Impfstoff kühl aufbewahren. Im Idealfall ist eine Kühlkette vorhanden, die vom Hersteller bis zum Impfarzt reicht. Die Möglichkeit des Virusverlustes zwingt dazu, den Impfstoff bei der Abgabe aus der Impfanstalt so hoch einzustellen, daß er nach einer Laufzeit von höchstens 3 Monaten noch die erforderliche Viruskonzentration aufweist. Bei den öffentlichen Impfterminen nicht verbrauchte Ampullen sind zu vernichten.

Während Flüssig-Vakzine zu Zeiten der öffentlichen Impftermine kurzfristig abgefüllt und abgepackt werden müssen, kann der Trockenimpfstoff abgepackt über

Jahre gelagert werden. Damit wird eine langfristige Vorratshaltung fertiger Impf-
stoffchargen möglich. Abgesehen davon, erhält der Impfarzt dank der Stabilität des
Trockenimpfstoffes ein über die Gewährleistungsdauer gleichbleibend wirksames
Produkt.

Reinigungs- und Gefriertrocknungsverfahren

Reinigung und Gefriertrocknung sind voneinander unabhängig. Man vermag einen
Pockenimpfstoff zu reinigen, ihn durch Zusätze wie Pepton zu stabilisieren und ihn
dann in flüssiger Form zu verschicken und zu verimpfen. Ihm haftet bezüglich der
Haltbarkeit die oben dargelegte Unsicherheit der flüssigen Vakzine an. Man kann
andererseits auch ungereinigten Pockenimpfstoff gefriertrocknen. Er ist dann zwar
stabil, beinhaltet aber weiterhin die gesamten Ballaststoffe, ist inhomogen und in
seiner Wirksamkeit uneinheitlich.

Reinigungsverfahren

COLLIER entwickelte 1952 ein Reinigungsverfahren mit Hilfe der f r a k t i o -
n i e r t e n   Z e n t r i f u g i e r u n g. Es beruht darauf, daß das Vaccinia-Virus erst
bei einem Schwerefeld ab ca. 8000 g in der Zentrifuge sedimentiert, während sonstige
Zellpartikel und Bakterien bereits ab 800 g sedimentiert werden. Die Virusernte
wird in einem Puffer (McIlvaine-Puffer) homogenisiert, die Suspension 5 Minuten
lang bei 1000 g zentrifugiert. Das mengenmäßig geringe Sediment wird verworfen,
der Überstand, der das Virus enthält, weiterverarbeitet. Der Überstand wird in
einem zweiten Schritt bei ca. 10 000 g zentrifugiert, das Vaccinia-Virus sedimentiert.
Das Sediment, das die gesamten Vaccinia-Viruspartikel enthält, wird in einer 5%/oigen
Peptonlösung aufgenommen und homogenisiert. Anschließend wird die Suspension
in vorgesehene Portionen abgefüllt und gefriergetrocknet. Diese Technik eignet sich
für die Großproduktion.

Eine Modifizierung stellt die Zugabe von Frigen* beim 1. Reinigungsschritt dar.
Es wird der Virusernte beim Homogenisieren im Verhältnis 1 : 10 zugesetzt. Das in
der Suspension fein verteilte Frigen adsorbiert Eiweißstoffe und Bakterien. Beim
Zentrifugieren sedimentiert das schwerere Frigen mit den adsorbierten Substanzen.
Etwa 65 % der Ballaststoffe werden hierbei entfernt.

Bei bakteriell verunreinigten Impfstoffen werden nicht immer alle Bakterien aus
dem Überstand eliminiert. Sie müssen durch Einbringen bakterizider Stoffe vernichtet werden. Die WHO-Empfehlungen gestatten keinen Zusatz von Antibiotika,
sondern nur von Phenol.

Frigen und Phenol schädigen das Vaccinia-Virus; sie dürfen deshalb nur kurz
während des Aufarbeitungsprozesses einwirken. Phenol wird nur in einer Konzentration von 0,4 %, auf das Gesamtvolumen der Suspension berechnet, verwandt. Eine
Änderung immunisierender Eigenschaften der Viren scheint weder durch die vor-
übergehende Frigen-Einwirkung noch durch Phenol einzutreten.

Virusverluste können durch das Einwirken von Frigen und Phenol, durch die
Reinigungsschritte selbst und durch den Gefriertrocknungsvorgang eintreten und
können je nach Charge 30 bis 60% betragen. Unterschiede der Stabilität der gewonnenen Viruspopulation führen dazu, daß durch Aufarbeitungsvorgänge in einem
Fall mehr, im anderen weniger Viruspartikel vernichtet werden. Tierrasse, Tier-
individualität, Klima und Raumklima der Tierlaboratorien, die bereits die Ausbildung
der Effloreszenzen auf der Tierhaut und damit die Ausbeute der Virusernte beeinflussen können, spielen auch für die Stabilität der jeweiligen Viruspopulation eine
Rolle.

Mit der fraktionierten Zentrifugierung werden 85% der Ballaststoffe aus der
Dermovakzine entfernt. Bei so gereinigtem Impfstoff finden sich im Präzipitationstest

---

* Frigen 113 = 1,2,2-Trifluortrichloraethan.

weniger deutliche Präzipitationslinien, in der Immunoelektrophorese sind die Linien im Albuminbereich reduziert, zum Teil fehlen sie ganz. Diese Art der Reinigung führt zu einer Reduzierung der Fremdsubstanzen in quantitativer und auch in qualitativer Hinsicht.

Das Verfahren wird nicht überall konsequent durchgeführt. Häufig wird der Überstand von der ersten Zentrifugierung lediglich mit Pepton versetzt und dann die Gefriertrocknung angeschlossen. Diese Reinigung ist aber unvollständig, denn beim ersten Zentrifugationsschritt werden im wesentlichen nur feste Bestandteile der homogenisierten Rohpulpa entzogen, jedoch nicht disperse und lösliche Bestandteile.

Andere Reinigungsverfahren

In neuerer Zeit wurde vor allem nach noch besseren Verfahren gesucht, mit denen es möglich ist, Restsubstanzen, phenol-abgetötete Bakterien oder nicht abgetötete harmlose Keime zu eliminieren, dabei aber gleichzeitig Virusverluste zu vermeiden. In der Impfanstalt Düsseldorf wurden zu diesem Zwecke Versuche mit der Säulenchromatographie, der Bakterien-Filtration und der Zonen-Dichtegradienten-Zentrifugierung durchgeführt. Versuchsweise wurden bereits Impfstoffe auf solcher Basis hergestellt; Veröffentlichungen über das Ergebnis dieser Untersuchungen erfolgen an anderer Stelle.

Bei dem Säulenchromatographie-Verfahren zeigte sich, daß das Virus ohne wesentlichen Verlust die Säule durchläuft und danach Resteiweiß-Substanzen (Präzipitate) nicht mehr nachweisbar sind. Demgegenüber haben einige Bakterienarten die gleiche Wanderungsgeschwindigkeit wie das Vakzine-Virus und erscheinen demzufolge wieder im Impfstoff. Der „Viruspeak" zeigt eine geringe Trübung, die durch eine für den Menschen indifferente Substanz bedingt zu sein scheint. Wegen der Schwierigkeit, Bakterien mit Sicherheit abzutrennen, wurde bei bereits vorgereinigten Impfstoff-Suspensionen ein Ultrafiltrationsverfahren mittels Millipore-Filter eingeschaltet. Dabei wurde die Filtrationsleistung, außer von Porengröße und Filtrationsdruck, durch die Viskosität der Virussuspension einerseits und offenbar auch von der Polarität der Eiweiß-Suspension und der Filter andererseits maßgeblich beeinflußt. Der Virusverlust betrug 90 %, jedoch war es durch Ausschaltung der Polarisationskräfte möglich, Virusverluste fast ganz zu vermeiden. Durch Auswahl der Filter war schließlich das Filtrat bakterienfrei.

Versuche mit der Zonen-Dichtegradienten-Zentrifugierung ergaben, daß es möglicherweise gelingen kann, bakterielle Verunreinigungen auszuschalten. Für andere Fremdsubstanzen gilt bei diesem Verfahren Ähnliches wie bei den in der Säulenchromatographie gewonnenen Virussuspensionen.

Stabilität von Trockenimpfstoffen

Die Stabilität der Trockenimpfstoffe wird bestimmt durch die Empfindlichkeit der jeweiligen Viruspopulation (s.o.), dem Stabilisator-Pepton, Gelatine usw. — sowie durch die nach dem Gefriertrocknungsprozeß im Trockengut noch vorhandene sogenannte Restfeuchte.

Die Restfeuchte, die ebenfalls einen wesentlichen Faktor für die Haltbarkeit der Trockenimpfstoffe darstellt, soll nach unseren Erfahrungen um 1 % oder etwas unter 1 % betragen. Diese Angaben beziehen sich auf Pepton als Stabilisator. Ein Anstieg der Restfeuchte auf etwa 3 % kann zur Folge haben, daß Virusanteile bei stärkeren Temperaturbelastungen bereits inaktiviert werden und die Impfstoffwirksamkeit nachläßt. Der kritische Punkt scheint zwischen 3 % und 5 % Restfeuchte zu liegen. Daher sollte das Endprodukt eine Restfeuchte von deutlich weniger als 3 % aufweisen. Doch sind hierzu keine absoluten Wertangaben möglich. Das beruht darauf, daß einmal unterschiedliche Peptone nicht nur von der Fabrikation, sondern auch von der Charge her Verwendung finden, und zum anderen man neben Peptonen noch andere Stabilisatoren verwendet. Der kritische Wert ist für jedes dieser Produkte gesondert zu erarbeiten.

Der zur Zeit bevorzugte Wärmetest verlangt die Einlagerung der Fertigampullen für 4 Wochen in einem Brutschrank bei + 37° C. Nach dieser Prozedur dürfen die Infektionseinheiten (PFU/ml)* nur innerhalb einer Zehnerpotenz abgefallen sein. Bei einem Ausgangstiter von beispielsweise 1×10^8 PFU/ml müssen nach dem Test also wenigstens $1,1 \times 10^7$ PFU/ml vorhanden sein. Ein so hoher Abfall wäre aber unbefriedigend. In der Regel ist der Abfall erheblich geringer, etwa nur bis auf 6×10^7 PFU/ml. Zur schnellen Orientierung gibt es auch Kurzteste, die aber in ihrer Aussage nicht so gleichmäßig sind. Hierzu gehört die Eingabe der Ampulle in kochendes Wasser für eine Stunde oder in einen Brutschrank von 60° C für 24 Stunden. Dabei darf die Viruskonzentration des Impfstoffes nur innerhalb einer Zehnerpotenz abfallen. Ist dies der Fall, so ist gewährleistet, daß der Impfstoff eine genügende Stabilität auch bei nicht kühler Lagerung aufweist.

Die WHO hat den Trockenimpfstoffen, die in den Tropen zum Einsatz gelangen sollen, aus Sicherheitsgründen nur eine Laufzeit von einem Jahr zugestanden, obwohl die Impfstoffe auch längere Wärmebelastungen überstehen können. Werden solche Trockenimpfstoffe in Kühlräume oder noch besser Tiefkühlräume eingelagert, so treten Virusverluste nicht oder nur unwesentlich ein. Die Impfstoffe sind hier jahrelang stabil.

Trockenimpfstoffe im Gebrauch

Nach Öffnen der Trockenimpfstoffampullen oder -fläschchen muß das beigegebene Löungsmittel eingebracht werden. Impfstoffe, die — wie oben dargelegt — gereinigt und gefriergetrocknet sind, lösen sich schnell und vollständig auf. Das nunmehr wieder flüssige Substrat besitzt dann selbstverständlich nur noch die Stabilität eines flüssigen Impfstoffes. Daher sollen angebrauchte Impfstoffampullen nicht länger als 8 Tage im Kühlschrank aufbewahrt werden. Zudem besteht bei wiederholtem Öffnen und Verschließen einer Impfstoffampulle oder eines Impfstoff-Fläschchens die Gefahr einer sekundären Verunreinigung.

Beim Aufbrechen einer unter Vakuum abgeschmolzenen Ampulle besteht die Gefahr, daß die in das Vakuum hineinschlagende Luft den Trockenimpfstoff aufwirbelt und Impfstoffpartikel herausgeschleudert werden. Es ist dabei vorgekommen, daß solche Partikel ins Auge des die Ampulle öffnenden Arztes gelangten. Zwar haben solche Vorkommnisse im Regelfall keine Schädigung herbeigeführt, doch sollen unter Vakuum verschlossene Ampullen nur unter Zellstoffschutz aufgebrochen werden. Die Stopfen der unter Vakuum stehenden Impfstoff-Fläschchen sollen langsam herausgezogen werden.

Wiederholt wurde vermerkt, daß Trockenimpfstoffe gegenüber dem flüssigen Impfstoff erheblich höhere Herstellungskosten verursachen. Die Viruskonzentration der Trockenimpfstoffe liegt jedoch im Vergleich zu der Lymphe, die noch vor 10 Jahren mit etwa 10 Mio. Infektionseinheiten verwendet wurde, bei etwa 500 Mio. Infektionseinheiten. Indessen hat zum Beispiel die Landesimpfanstalt Düsseldorf vor zehn Jahren pro Jahr etwa 6 bis 10 Rinder für die Rohstoffgewinnung benötigt. 1968 wurden demgegenüber bereits 25 Rinder und 150 Hammel aufgelegt. Dabei sind die reinen Sachkosten für ein Rind mit DM 350,— und für einen Hammel mit DM 200,— zu veranschlagen. Bedenkt man, daß jedes Tier für den operativen Eingriff vorbereitet, beimpft, versorgt und abgeimpft werden muß, weiterhin der Rohimpfstoff eines jeden Tieres für sich aufgearbeitet und dabei vielfach geprüft werden muß, so erklärt sich die Steigerung der Kosten; hierzu gesellen sich die Notwendigkeiten einer Personalverstärkung und ein entsprechendes Mehr an apparativer Ausrüstung.

---

* PFU/ml = Pock Forming Units/ml.

Lagerfähigkeit der Pockenimpfstoffe

Die Wirksamkeit der Impfstoffe nimmt bei der Lagerung ab. Dieser Wirksamkeitsverlust ist abhängig von der Zeit und der Aufbewahrungstemperatur. Da die Angaben hierüber nicht einheitlich waren, wurde eine Anfrage an die Impfstoffhersteller der Bundesrepublik, der Schweiz und Österreichs gerichtet, wie lange und unter welchen Bedingungen die Impfstoffe nach Abgabe aufbewahrt werden dürfen. Die Antworten auf diese Frage sind in der nachfolgenden Tabelle zusammengestellt worden.

Deklaration der Impfanstalten der Bundesrepublik, der Schweiz und Österreichs zur maximalen Dauer der Verwendbarkeit ihrer Pockenimpfstoffe nach der Abgabe (Stand: Oktober 1968)

Impfanstalt	Trockenimpfstoff		Flüssigimpfstoff	
	ungelöst	gelöst	ungeöffnet	geöffnet
Bundesrepublik				
Düsseldorf	1 Jahr i. d. Tiefkühltruhe: 5 Jahre im Kühlschrank: 2 Jahre	sofort Tiefkühlfach: 7 Tage	Kühlschrank: 1 Monat	Kühlschrank: 1 Monat
Hamburg	1 Jahr	sofort	1 Monat bei + 4° C	sofort
München	1 Jahr Verlängerung der Laufzeit jeweils nach erneuter Prüfung möglich	bei + 4° C: 8 Tage	bei + 4° C: 8 Wochen	bei + 4° C: 8 Wochen
Schweiz				
Bern Lancy-Vaxina	bei + 4° C: 2 Jahre	gefroren: 6 Wochen bei 0 bis + 4° C: 2 Wochen; bei Zimmertemp.: sofort	bei − 20° C: 1 Jahr bei + 4° C: 3 Monate	sofort
Österreich				
Wien	im Kühlschrank: 1 Jahr	bei Zimmertemp.: sofort im Kühlschrank: 2 Wochen	im Kühlschrank: 1 Monat bzw. 2 Wochen nach Empfang	sofort im Kühlschrank: 2 Wochen

Die Weltgesundheitsorganisation macht für Impfstoffe, die entsprechend ihren Richtlinien hergestellt worden sind, folgende Angaben zur Lagerfähigkeit:

F l ü s s i g impfstoff darf bei Temperaturen unter − 10° C ein Jahr lang — gerechnet ab der letzten Virusgehaltsbestimmung — gelagert werden. Nach Abgabe aus der

Herstellungsstätte darf er nicht länger als drei Monate lang bei Temperaturen um + 4° C aufbewahrt werden. Aus geöffneten Behältern ist der Impfstoff innerhalb 24 Stunden zu verbrauchen.

T r o c k e n impfstoff kann bei Temperaturen um + 4° C drei Jahre lang — gerechnet ab der letzten Virusgehaltsbestimmung —, nach Abgabe aus der Herstellungsstätte bis zu 12 Monaten bei Temperaturen unter + 10° C gelagert werden. Gelöster Trockenimpfstoff ist innerhalb von 24 Stunden zu verbrauchen.

Da ein Impfstoff, der nach den Richtlinien für die Einrichtung und den Betrieb der staatlichen Impfanstalten hergestellt worden ist, den Empfehlungen der Weltgesundheitsorganisation entspricht, können ihm einheitliche und verbindliche Hinweise auf die Lagerfähigkeit beigegeben werden.

Zur Unschädlichkeitsprüfung von Pockenimpfstoffen

O. BONIN

Bei der Pockenimpfung zeichnen sich in den letzten Jahren einige neue Entwicklungen ab, die auch für die Prüfung der Impfstoffe zu berücksichtigen sind. Die Hochdruckimpfung, die bei Wiederimpfung zunehmend an Bedeutung gewinnt, erfordert einen Impfstoff, der bezüglich seiner Sterilität schärfere Anforderungen erfüllen muß als ein Impfstoff, der lediglich auf die eingeritzte Haut des Impflings aufgebracht wird. Nicht nur die Applikationsweise, sondern auch die Herstellung der Impfstoffe selbst hat ja in jüngster Zeit entscheidende Modifikationen erfahren. Gerade aus dem Bestreben, bessere und reinere Impfstoffe herstellen zu wollen, bemüht man sich seit einigen Jahren, neben dem alten Verfahren der Viruszüchtung in der Haut lebender Tiere auch die bei anderen Virusimpfstoffen bewährten Produktionsverfahren im Brutei oder in der Zellkultur heranzuziehen. Diese neuen Verfahren haben zwar wesentlich geringere, aber doch andere Risiken einer Verunreinigung des Produkts mit Fremderregern, was sich ebenfalls in der Prüfmethodik niederschlagen muß.

Bei der Dermolymphe zur Skarifikationsimpfung lag das Schwergewicht für die Unschädlichkeitsprüfung beim Ausschluß bakterieller Krankheitserreger, die auch bei intrakutaner Applikation für den Menschen pathogen sind. Das Vorhandensein apathogener Bakterien („Luftkeime") wurde bis zu einer gewissen Grenze toleriert. So forderten die Internationalen Empfehlungen der Weltgesundheitsorganisation nach 1959 eine keimmindernde Behandlung der Dermolymphe nur dann, wenn der Gesamtbakteriengehalt ihrer Vorprodukte auf einer bestimmten Stufe des Produktionsganges 1000 ml überstieg. Bei der Neufassung dieser Empfehlungen im Jahre 1965 wurde der zulässige Keimgehalt für Dermolymphen auf 500 ml herabgesetzt. Diese Forderung mag zwar für Impfstoffe zur Skarifikationsimpfung ausreichend sein; Impfstoffe zur Hochdruckimpfung sollten jedoch überhaupt keine Bakterien enthalten. Mit ausreichenden Vorsichtsmaßnahmen bei der Produktion und mit geeigneten Reinigungsverfahren ist es heute durchaus möglich, bakteriologisch sterile Dermolymphen herzustellen.

Die neugefaßten Richtlinien stellen daher die Forderung auf, daß Impfstoffe, die zur subkutanen Anwendung bestimmt sind, bakteriologisch steril sein müssen und auf diesen Nachweis abgestellte Prüfungen zu passieren haben. Für die bakteriologische Sterilitätsprüfung solcher Impfstoffe wurden die Stichprobenvolumina und Methoden der Prüfung anderer Virusimpfstoffe zugrunde gelegt, die den „General Requirements for Sterility" der Weltgesundheitsorganisation in ihrer letzten Fassung und den entsprechenden Vorschriften zur Sterilitätsprüfung des letzten Entwurfs (Juni 1968) für die Europäische Pharmakopoe entsprechen.

Die neugefaßten Richtlinien enthalten erstmalig auch eine Prüfung von Dermovakzinen auf Fremdviren. Sie gehen damit über alle vergleichbaren Anforderungen für dieses Präparat hinaus.

Der hier niedergelegte zweiteilige Prüfungsversuch geht auf experimentelle Arbeiten von MAYR (persönliche Mitteilung) zurück, in denen es gelungen ist, in der primären Kälbernieren-Zellkultur ein Nachweissystem zu finden, welches für die Untersuchung von Material, das große Mengen von neutralisiertem Vacciniavirus enthält, geeignet ist. Damit ist eine der wesentlichsten Schwierigkeiten, die einer solchen Prüfung bisher entgegenstanden, behoben.

Das Ziel, die Zerstörung der Prüfkultur durch die zytopathogene Wirkung des im zu untersuchenden Impfstoff enthaltenen Vacciniavirus zu verhindern, wird in diesem Prüfungsversuch auf zwei verschiedenen Wegen erreicht. In einem Versuchsteil wird das Vacciniavirus — neben anderen gegen dieses Lösungsmittel empfindlichen, lipidhaltigen Viren — durch Ausschütteln mit Chloroform zerstört. In diesem Versuchsteil können chloroformresistente Viren mit hoher Sicherheit nachgewiesen werden, da nicht mit einer Empfindlichkeitsminderung des Nachweissystems infolge einer durch Antikörper unterdrückten Zellinfektion mit Vacciniavirus zu rechnen ist. Für den Nachweis von in diesem Chloroformtest zerstörten Viren muß die Zellkulturprüfung in Anwesenheit von Vacciniavirus-Antikörper herangezogen werden, welche allerdings nur in einem Zellkultursystem möglich ist.

Der Chloroformtest nach MAYR ist vor allem für den Nachweis von Picornaviren geeignet. Dazu gehören die Enteroviren des Rindes (ECBO-Viren), die nach LIES und HÖPKEN bei etwa 20 % der untersuchten Tiere vorkommen. Eine Verunreinigung von Dermovakzinen mit ECBO-Viren scheint allerdings, wenn sie überhaupt vorkommt, außerordentlich selten zu sein. So ist es MAYR bei der Untersuchung in über 50 Impfstoffen im Chloroformtest nie gelungen, solche Viren nachzuweisen. Sogar Impfstoffe von Kälbern, die erwiesenermaßen ECBO-Viren ausschieden, enthielten diese Agentien nicht. Auch Rhinoviren, welche nach ADLDINGER und STRAUB selbst dann nicht in Dermovakzinen beobachtet wurden, wenn die Impftiere mit einem Gemisch aus Vacciniavirus und Rhinovirus infiziert wurden, können im Chloroformtest nachgewiesen werden. Größere praktische Bedeutung hat dieser Versuchsteil aber für den Nachweis von Adenoviren der Rinder, welche erwiesenermaßen in Impfstoffe übergehen können (ein Vertreter dieser Gruppe ist in einem Pockenimpfstoff nachgewiesen worden). Ein empfindlicher Prüfungsversuch auf Viren dieser Gruppe erscheint deshalb besonders wichtig, weil mindestens ein Adenovirus des Rindes (Typ 3) onkogene Eigenschaften hat. Auch die ebenfalls onkogenen Papovaviren der für die Impfstoffproduktion verwendeten Tiere können im Chloroformtest erkannt werden. Auch sie haben Chancen, in relativ hoher Konzentration in Dermovakzinen überzugehen; MAYR hat in einer Vacciniavirus-Suspension von der Ziege elektronenoptisch Ziegenpapillomvirus gefunden. Und schließlich ist der Chloroformtest für den Nachweis von Herpesviren (Rhinotracheitisvirus, Mammilitisvirus, Allerton-Virus und Pseudorabiesvirus) und Reoviren geeignet.

Der zweite Versuchsteil unter Zusatz von Vacciniavirus-Hyperimmunserum zielt vor allem auf den Nachweis von Viren der Pockengruppe. Darunter hat vor allem das Orf-Virus Bedeutung, das in einheimischen Schafbeständen recht häufig latent vorkommt, gelegentlich aber auch bei Kälbern gefunden wird. Orf-Virus kann sich in

der Tierhaut auch fern den sogenannten Prädilektionsstellen simultan mit Vaccinia-
virus vermehren; es hat also eine relativ hohe Chance, Dermovakzinen zu kontami-
nieren (RICHTER u. MAYR, persönliche Mitteilung). Auch für die Erkennung von
Myxoviren ist der Neutralisationsversuch geeignet. Sein Virusspektrum ist allerdings
nicht so breit wie das des Neutralisationsversuchs in anderen Impfstoffprüfungen
(Poliomyelitis, Masern), da die Neutralisation des Vacciniavirus nur für ein Zellkultursystem (primäre Kälbernierenkultur) gelingt. Um zu vermeiden, daß das verwendete Immunserum Antikörper gegen die nachzuweisenden Viren enthält, erscheint es wichtig, in diesem Versuch nur Immunseren von Kaninchen zu verwenden.

Wenn diese Prüfung der Dermovakzinen auf Fremdviren auch einen echten Fortschritt für die Sicherheit der Pockenimpfstoffe darstellt, so bleiben doch weitere
Wünsche offen. So ist es z. B. nach wie vor ungeklärt, wie man die in neuerer Zeit
gefundenen Rinderleukoseviren erkennen kann, für die es bis jetzt noch kein emp-
findliches Nachweissystem gibt.

Die Aussage von MUNZ, daß eine eventuell mögliche Verunreinigung von Dermovakzinen durch Fremdviren heute mit experimentellen Methoden nicht sicher auszuschließen ist, hat also immer noch Gültigkeit. Aseptische und antiseptische Maßnahmen bei der Impfstoffgewinnung und die tierärztliche Überwachung der Impftiere
stellen weiterhin wichtige Faktoren für die Sicherheit der Impfstoffe dar. Für den
Nachweis von Fremdviren in Dermovakzinen sind weitere experimentelle Arbeiten
erforderlich, um dem berechtigten Wunsch nach Impfstoffen, die frei von allen
Fremdviren sind, besser nachkommen zu können.

Die letztgenannten Gründe und Überlegungen waren mindestens zum Teil dafür
entscheidend, daß man seit einigen Jahren im verstärkten Maß versucht, von der
Viruszüchtung im lebenden Tier abzugehen. Das Vacciniavirus kann wie kaum ein
anderes Virus in Zellen der verschiedensten Tierspezies vermehrt werden; für die
Herstellung von Impfstoffen kommen sowohl Bruteier als auch Zellkulturen zahl-
reicher Arten in Frage. Wenn das Vacciniavirus in solchen Systemen nicht zu lange
fortgezüchtet wird, treten auch keine die immunisierende Wirkung beeinträchtigen-
den Änderungen seiner biologischen Eigenschaften ein. Um derartigen Änderungen
vorzubeugen, enthalten die neuen Richtlinien — in Übereinstimmung mit den entsprechenden internationalen Empfehlungen der WHO — die Forderung, daß das
Impfstoffvirus insgesamt nicht mehr als fünf Passagen in derartigen Zellsystemen
durchlaufen haben darf.

Der entscheidende Vorteil solcher Brutei- oder in vitro-Methoden für die Viruszüchtung liegt darin, daß aseptische Züchtungsbedingungen damit viel leichter einzuhalten sind. Die Herstellung von bakteriologisch sterilen Impfstoffen ist mit diesen
Verfahren kein großes Problem. So hergestellte Präparate können also schärferen
Anforderungen an die bakteriologische Sterilität unterworfen werden als einfache
ungereinigte Dermovakzine. Die neuen Richtlinien sehen daher vor, daß Brutei- und
Zellkulturimpfstoffe die bakteriologischen Sterilitätsprüfungen passieren müssen, die
auch bei anderen in diesen Systemen produzierten Virusimpfstoffen in Gebrauch
sind. Präparate, die nach diesen Vorschriften mit Stichprobenvolumina von mindestens
5 ml auf Nährböden für aerobe sowie anaerobe Bakterien (mit verschiedenen Be-
brütungstemperaturen) und für Pilze geprüft sind und sich dabei als steril erwiesen
haben, sind nach international anerkannter Auffassung für jede beliebige Anwen-
dungsart beim Menschen geeignet.

Zellkulturen und Bruteier sind auch ziemlich häufig mit Mykoplasmen verunreinigt, ohne daß sie durch diese Infektion irgendwie sichtbar geschädigt würden. Wenn
dieses Risiko im Vergleich zu permanent gehaltenen Zellen bei primären Kulturen

auch recht gering ist, so können diese Erreger jedoch auch in ihnen enthalten sein, denn sie treten nach einigen Zellpassagen oft in Erscheinung. Dabei muß man nicht nur mit Mykoplasmen von der die Zellen liefernden Tierart oder dem die Kulturen bearbeitenden Menschen (M. orale) rechnen, sondern auch mit solchen vom Schwein. Letztere können durch das für die Aufschließung der Gewebe benützte Trypsin, welches aus Schweinemägen hergestellt wird, in die Kulturen kommen. Jüngere Beobachtungen (HAYFLICK, pers. Mitt.) sprechen dafür, daß gerade diese Art einer Verunreinigung von Zellkulturen eine gewisse praktische Bedeutung hat. Auch die für die Anzucht der Zellen benützten Tiersera können Mykoplasmen in die Produktionskulturen hineinbringen.

Da die Prüfung von Impfstoffen auf Mykoplasmen mit so vielen Typen, die sich in ihren Wachstumsanforderungen unterscheiden, zu rechnen hat, ist sie ein recht aufwendiges Verfahren. Sie wird bei fast allen modernen Virusimpfstoffen durch Verimpfung einer ausreichend großen Stichprobe des Impfstoffes auf Agarplatten und in flüssige Nährmedien durchgeführt, welche sowohl aerob als auch anaerob zu bebrüten sind. Da das Mykoplasmenwachstum in flüssigen Nährmedien nicht zu einer mikroskopisch erkennbaren Trübung führt, sind aus allen Nährbodenröhrchen Subkulturen auf Agarplatten (aerob und anaerob) anzulegen, auf denen die typischen Kolonien dann nach geeigneter Färbung mikroskopisch erkannt werden können. Die Prüfung wird aber hauptsächlich dadurch kompliziert, daß verschiedene Mykoplasmenstämme verschiedene Nährstoffbedürfnisse haben und daß sogar verschiedene Chargen gleichartig zusammengesetzter Nährböden durchaus verschiedene wachstumsfördernde Eigenschaften haben können. Es ist in der Impfstoffprüfung daher international üblich, den Mykoplasmenisolierungsversuch mit bekannten Mykoplasmenstämmen zu kontrollieren, um die Eignung des benützten Nährbodens zu beweisen. Welche Stämme man für diese „positive Kontrolle" auswählt, richtet sich nach dem für die Produktion benützten Gewebe und dessen Verunreinigungsrisiko. Bei Zellkulturimpfstoffen verdienen solche von der die Zellen liefernden Tierart und vom Menschen den Vorzug, bei Bruteiimpfstoffen neben denen vom Menschen solche vom Huhn. Das Gesamt-Stichprobenvolumen für diese Prüfung auf Mykoplasmen liegt mit 6 ml in der Größenordnung des Stichprobenvolumens für die bakteriologische Sterilitätsprüfung. Damit wird bei optimalem Ansatz des Prüfungsversuchs etwa ein gleicher Grad von Sicherheit für den Ausschluß von Mykoplasmen erreicht wie für den Ausschluß von Bakterien.

Wegen der bereits erwähnten Schwierigkeiten bei der Neutralisation des im Impfstoff enthaltenen Vacciniavirus kann man auch bei den Zellkultur- und Bruteiimpfstoffen nicht das fertige Präparat auf eventuelle Verunreinigung durch Viren prüfen. Die bei anderen Virusimpfstoffen eingeführten und bewährten Prüfungsversuche an neutralisierten Impfstoffproben sind also im Falle der Pockenimpfstoffe nicht anwendbar. Bei den in Zellkulturen oder Bruteiern hergestellten Pockenimpfstoffen ist die Situation in dieser Hinsicht aber weit günstiger als bei der Dermolymphe (siehe oben), weil man hier wenigstens umfangreiche Prüfungsversuche an den Zellkontrollen der Produktionskulturen bzw. an den zur Kontrolle mitgeführten unbeimpften Bruteiern ansetzen kann. Solche „vorverlegten" Prüfungsversuche lassen durchaus — ebenso wie die Prüfung am fertigen Produkt — Verunreinigungen des Produktionsgewebes erkennen, sie schließen lediglich eine Kontaminierung in den letzten Stadien des Herstellungsganges bei oder nach der Infektion des Produktionssubstrates nicht mit gleicher Sicherheit aus.

Das Risiko einer Verunreinigung von Zellkulturimpfstoffen hängt vorwiegend von der Art der für die Viruszüchtung benützten Zellen ab; Viren werden häufig mit den Zellen in das Produkt eingeschleppt, wenn diese von kranken oder inapparent infizierten Tieren stammen. Die Produktionskulturen können aber auch auf anderen Wegen mit Fremdviren verunreinigt werden, etwa durch kontaminiertes Gerät, gleichzeitiges Arbeiten mit anderen virushaltigen Zellkulturen, Virusausscheider beim Personal u. a. m. Erfahrungsgemäß sind vor allem Zentrifugen eine gefährliche Quelle für nicht aus dem Zellsubstrat stammende virale Verunreinigungen, weil darin oft Materialien der verschiedensten Herkunft in kurzen Abständen nacheinander bearbeitet werden und weil in ihnen die Aerosolbildung (Platzen von Schaumblasen) besonders ausgeprägt ist. Die Prüfung von Zellkulturimpfstoffen muß daher nicht nur auf solche Viren abgestellt sein, die in der für die Produktion benützten Zellart „spontan" auftreten, sondern muß für die Erkennung aller Viren die in das betreffende Laboratorium kommen können, geeignet sein. Insbesondere ist dabei auf solche Viren zu achten, die sich im Produktionsgewebe vermehren können; man kann sich aber ohne weiteres vorstellen, daß auch in den betreffenden Zellen nicht vermehrungsfähige Viren die Vermehrungsperiode des Vacciniavirus und die Verarbeitung der Virusernte überleben können. Gemäß diesen Verunreinigungsmöglichkeiten muß die Prüfung darauf abgestellt werden, praktisch alle bekannten menschen- und tierpathogenen Viren nachzuweisen. Ein Ziel, das in der Praxis nie ganz erreicht werden kann.

Die Verhältnisse liegen hier ganz ähnlich wie z. B. bei den Lebendvirusimpfstoffen gegen Poliomyelitis, Masern oder Röteln. Es scheint daher gerechtfertigt, die in den Vorschriften über diese Präparate festgelegeten virologischen Prüfungen sinngemäß auch auf die Pocken-Zellkulturimpfstoffe zu übertragen. Danach sind von jedem für die Impfstoffproduktion benützten Zellansatz mindestens 25 % aller Kulturen als unbeimpfte Zellkontrollen zu halten. Ein derartig hoher Prozentsatz von Zellkontrollen ist deshalb notwendig, weil es bei Tieren latente Infektionen mit Viren gibt, die in einzelnen Organen nur in außerordentlich geringen Konzentrationen vorhanden sind und deshalb nur einen geringen Anteil der aus dem Gewebe eines Tieres angelegten Zellkulturen infizieren. Ist aber nur eine Kultur eines Zellansatzes infiziert, so kann darin soviel Virus gebildet werden, daß der auf dem gesamten Ansatz hergestellte Impfstoff massiv verunreinigt wird. Die Zellkontrollen werden über die Vermehrungsperiode des Vacciniavirus hinausgehend insgesamt zwei Wochen lang beobachtet, um auch sich langsamer vermehrende Viren nachweisen zu können. Während dieser Zeit finden mikroskopische Kontrollen auf zytopathische Veränderungen statt und am Ende dieser Zeit wird im Hämadsorptionstest geprüft, ob eventuell eine Infektion mit einem nicht zytopathogenen aber hämadsorbierenden Virus (z. B. Parainfluenza) vorliegt. Da mit diesen beiden Methoden noch lange nicht alle in Frage kommenden Viren erfaßt werden können, sind Passageversuche auf anderen Zellarten von hoher Empfindlichkeit für bestimmte Virusarten notwendig. Entsprechend dem bei den Masern-Lebendimpfstoffen (Produktionsgewebe: Hühnerembryonenzellen, Hundenierenzellen) vorgeschriebene Verfahren werden hierfür die folgenden Zellsysteme benützt:

1. Kulturen der für die Vaccine-Virusproduktion verwendeten Zellart zum Nachweis von allen für diese Zellen zytopathogenen Viren, die wegen zu geringer Infektionsdosis in den Original-Zellkontrollen nicht erkannt worden sind,

2. Kulturen aus Affennierenzellen der Gattung Cercopithecus zum Nachweis von menschenpathogenen Enteroviren, bestimmten Rhinoviren, Myxoviren einschließlich Masern, Herpesviren einschließlich Herpes B, REO-Viren und einigen in Viruslaboratorien, die mit Affengeweben arbeiten, häufig isolierten Erregern wie SV 40 oder foamy agent,

3. Kulturen aus Kaninchennierenzellen zum Nachweis von einigen Viren der Pockengruppe, Herpesvirus simiae, foamy agent und

4. Kulturen aus primären oder permanenten menschlichen Zellen zum Nachweis von einigen der unter 2. aufgeführten Erregern, welche sich auf menschlichen Zellen besser vermehren, und auch Adenoviren.

Mit diesem Satz von Prüfkulturen ist nach dem gegenwärtigen Stand des Wissens das Optimum an Sicherheit für den Ausschluß von Fremderregern erreicht, das sich mit tragbarem Aufwand erreichen läßt. Die zur Zeit gestellten Anforderungen müssen aber unter Umständen kurzfristig modifiziert werden, wenn neue Erreger entdeckt werden, die neue Nachweissysteme erforderlich machen. Letzteres betrifft jedoch nicht alleine den Pockenimpfstoff, sondern ist auch bei anderen Virusimpfstoffen in der Praxis schon eingetreten.

Auch bei den Bruteiimpfstoffen haben wir vorwiegend mit solchen Erregern als Verunreinigung zu rechnen, die für das Huhn pathogen sind. Die Gefahr einer akzidentellen Infektion des Produktionssubstrates ist sogar bei den Bruteiimpfstoffen vielleicht etwas geringer als bei den Zellkulturimpfstoffen, da die Chorioallantoismembran ja bis zur Infektion mit dem Vacciniavirus im geschlossenen System bleibt.

Die Prüfung der Bruteiimpfstoffe auf Bakterien und Mykoplasmen ist zwar aufwendig aber im Prinzip nicht problematisch. Sie kann nach den bereits bei den Zellkulturimpfstoffen diskutierten Verfahren erfolgen. Im letzten Jahrzehnt ist aber eine ganze Reihe von neuen Viren bekannt geworden, die in wechselnder Häufigkeit aus Bruteiern isoliert werden können, ohne daß bisher genügende Anhaltspunkte für ihre Menschenpathogenität vorlägen. Wie HILLEMAN und GOLDNER dargelegt haben, sind die optimalen Nachweisbedingungen für diese Viren so unterschiedlich, daß es kein für alle Erreger gleichmäßig sicheres Prüfverfahren gibt und geben wird. Für die Masern-Lebendimpfstoffe, die ja ebenfalls vom Brutei herkommen, sieht man in den USA und andernorts ein Prüfverfahren als realisierbares Optimum an, das mit Verimpfungen des zu untersuchenden Materials in das Brutei arbeitet. Wichtig ist dabei, daß man verschiedene Injektionswege wählt (Allantois und Dottersack) und daß die beimpften Eier adäquat untersucht werden (einschließlich Dottersackausstrichen auf Rickettsien u. ä.). Dieses Verfahren scheint auch für die Unschädlichkeitsprüfung der Pockenimpfstoffe vom Brutei angemessen; es wurde daher im Prinzip in die vorliegenden Richtlinien übernommen. Auch in diesem Falle trifft zu, daß der fertige Impfstoff (der ja das Brutei infiziert) nicht so geprüft werden kann. Die Prüfung muß also ebenfalls auf die Kontrolleier „vorverlegt" werden. Das Prüfverfahren der Masern-Lebendvirusimpfstoffe konnte deshalb nicht ohne Modifikation für die Pocken-Brutei-Impfstoffe übernommen werden. Dort wird ein Stichprobenvolumen des Impfstoffes untersucht, das mindestens 100 menschlichen Einzeldosen entspricht. Für die Prüfung an den Zellkontrollen war daher zu unterscheiden, wie groß der Anteil der Kontrolleier für Prüfungszwecke sein muß. In die Richtlinien wurde die Forderung aufgenommen, daß bei dem erwarteten normalen Produktionsvolumen pro Bruteilieferung 20 Eier als Kontrolle zu untersuchen sind. Das entspricht der Zahl Einheiten, die auch bei der bakteriologischen Sterilitätsprüfung von fertig abgefüllten Impfstoffen zu untersuchen sind. Lediglich bei Virus-Vermehrungsansätzen die weniger als 200 Bruteier umfassen, ist eine geringere Anzahl von Kontrollen ausreichend.

Die größten technischen Schwierigkeiten ergeben sich aus der berechtigten Forderung, daß Bruteiimpfstoffe keine Leukoseviren enthalten dürfen, mit denen die meisten Hühnerbestände massiv infiziert sind. Seit die Nachweismöglichkeiten dafür bestehen, wird diese Forderung bei allen vom Brutei stammenden Impfstoffen erhoben.

Die Auswahl, Haltung und Überwachung einer eigenen leukosefreien Hühnerzucht bedingt einen derart großen Aufwand, daß sie lediglich für einen Großproduzenten rentabel ist. Kleinverbraucher, wie die Hersteller von Pockenimpfstoffen (Landes-impfanstalten) müssen deshalb ihre Bruteier von einem Lieferanten beziehen, dessen Zucht von einer unabhängigen Institution laufend auf Leukosefreiheit überwacht wird.

Analog den amerikanischen Vorschriften für Masern-Lebendvirusimpfstoffe ver-zichten auch die Richtlinien für Pockenimpfstoffe auf die Forderung nach einer Rou-tineprüfung auf Leukoseviren, falls die benützten Bruteier aus einer derartigen an-erkannten Zucht stammen. Werden Bruteier aus anderen Quellen bezogen, sind von jeder Eilieferung Nachweisversuche für Leukoseviren anzusetzen. Hierzu werden mindestens fünf Kontrolleier zu Zellkulturen verarbeitet in denen sich eventuell vor-handene Leukoseviren gut vermehren. Die Prüfung dieser Kulturen findet erst nach einigen Zellpassagen statt, um auch schwache Infektionen nach ausreichender Virus-vermehrung nachweisen zu können. Um von den verschiedenen bekannten (und noch nicht bekannten) Helferviren unabhängig zu werden, wird diese Prüfung mittels einer Komplementbindungsreaktion angesetzt. Dabei werden Antiseren gegen das g-(NP-)-Antigen der Leukoseviren benützt. Dieser Test hat den Vorteil, daß er grup-penspezifisch ist, während der früher geübte Interferenzversuch gegen Rous-Sarkom-Virus (RIF-Test) die typenspezifischen Oberflächenantigene der Leukoseviren nach-weist und somit — je nach dem für die Nachinfektion benützten RSV-Stamm — nur einen Teil der bekannten Leukoseviren erfaßt. Er hat außerdem den Vorteil, daß er technisch weit einfacher durchzuführen ist als der Interferenztest, wenn auch die Antisera für die Komplementbindung nur schwer erhältlich und sehr teuer sind.

Literatur:

ADLDINGER, H. u. U. C. STRAUB: Untersuchungen zur Frage der Verunreinigung des Pockenschutzimpfstoffes mit Parainfluenza-3- und Rhinoviren des Rindes. Arch. Virus-forsch. **19** (1966) 305.

DUTSCHER, R. M., E. P. LARKIN u. R. R. MARSHALL: Virus-Like Particles in Cow's Milk From a Herd With a High Incidence of Lymphosarcoma. J. Natl. Cancer Inst. **33** (1964) 1055.

HILLEMAN, M. R. u. H. GOLDNER: Perspectives of Testing Safety of Live Measles Vaccine. Amer. J. Dis. Child. **103** (1962) 484.

LIES, B. u. W. HÖPKEN: Versuche zur Differenzierung von Enterovirusstämmen des Rin-des. Zbl. Bakt. I. Orig. **186** (1962) 437.

MAYR, A.: Untersuchungen über die Gefahr einer Verunreinigung des Pockenimpfstoffes durch ECBO-Viren. Zschr. Hyg. **148** (1962) 282.

MUNZ, E.: Die Impfstoffe in A. HERRLICH: Handbuch der Schutzimpfungen, Springer-Verlag, Berlin—Heidelberg—New York 1965.

U.S. Deptm. of Health, Education and Welfare: Additional Standards: Measles Virus Vaccine, Live, Attenuated. Federal Register, **28** (1963) 2679 (Title 42, Chapter 1, Sub-chapter F, Part. 7).

Wlth Hlth Org. Techn. Rep. Ser.: Nr. **180** (1959) Requirements for Smallpox Vaccine; Nr. **200** (1960) General Requirements for the Sterility of Biological Substances; Nr. **323** (1966) Requirements for Smallpox Vaccine (Revised 1965).

Impftechnik

H. STICKL

Nach einer Information der Weltgesundheitsorganisation (WHO) im Weekly Epidemiological Record No. 15 (1969), 44th Year, werden folgende Impfverfahren empfohlen:

1. M e h r f a c h d r u c k v e r f a h r e n (multiple-pressure technique)

Hierbei wird auf die gereinigte Haut ein Tropfen Impfstoff aufgetragen und mit einer tangential gehaltenen Nadel (vgl. Abb. 1) die Haut verletzt. Diese Methode ist umständlich, für Kleinkinder nicht geeignet, auf der anderen Seite in ihrem Impferfolg sehr sicher; zudem gibt sie vor allem kosmetisch zufriedenstellende Ergebnisse ab.

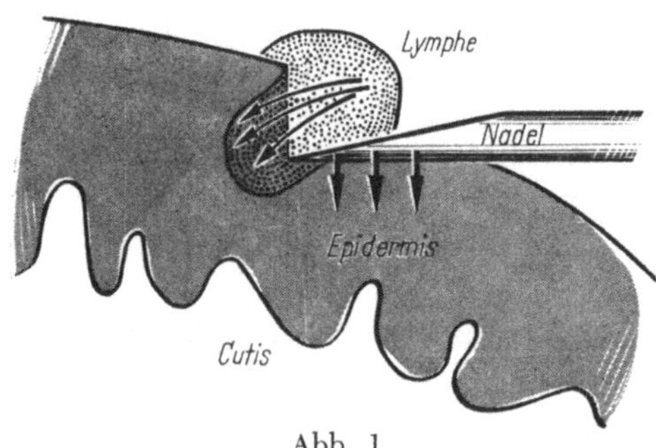

Abb. 1

2. N a d e l s t i c h v e r f a h r e n (multi-puncture technique)

Eine zweizinkige Gabel (vgl. Abb. 2) wird nach Abflammen und Erkalten in den Impfstoff getaucht; ein kleiner Impfstofftropfen bleibt zwischen den Gabelzinken haften (bisher sparsamste Methode hinsichtlich Impfstoffverbrauch!). Diese Nadel wird sodann 15mal senkrecht auf die Haut getippt. — Diese Methode ist rascher zu handhaben als die multiple-pressure technique, sie erfordert dagegen ein gewisses Geschick. Die Angehrate mit 97 % und das kosmetische Ergebnis hinsichtlich der Narben sind gut.

3. S c h n i t t i m p f u n g (scratch method)

Mit einem nicht allzu scharfen abgeflammten und wieder erkalteten Impfmesser wird die oberste Epidermisschicht der Haut — bei Erstimpfungen am rechten, bei allen folgenden Impfungen am linken Oberarm — durchtrennt. Es werden zwei Impfschnitte gelegt im Abstand von mindestens 2 cm. Das Impfmesser wird vorher mit dem Impfstoff beschickt. Mit dem Impfschnitt kommt in der Regel ausreichend Impfstoff in die Skarifikationswunde. Dennoch empfiehlt es sich, mit der breiten Fläche des Messers den Impfstoff in die Skarifikationsstelle einzureiben, bis ein leicht rötlich-fleischwasserfarbiges Sekret sichtbar wird. Mit den heutigen Impfstoffen genügt eine Schnittlänge von 3 bis 5 mm.

Es sind verschiedene Impfmesser und -lanzetten im Handel. Für den einmaligen Gebrauch geeignet sind Feder- oder Schneidemesser; kleine Federn mit dreieckiger Schneide aus Stahl, die auf einen Federhalter aufgesetzt werden können. Derartige, bereits sterile Schneidfedern werden zum Beispiel von der Impfanstalt Düsseldorf dem Trockenimpfstoff der „Einerpackung" beigegeben. Nachteil dieser Messerchen ist, daß sie zu scharf und nicht sehr handlich sind. Aus der Fülle der Angebote an Impfgeräten haben sich unter anderem Messer mit einer kleinen Platinschneide bewährt. Der Schaft, an den diese kleine Platinschneide angelötet ist, besteht aus Messing und leitet daher die Wärme sehr rasch ab. Ein Holzgriff macht das ganze Instrument handlich. Solche Messer werden seit langem in der Bayerischen Landesimpfanstalt verwendet.

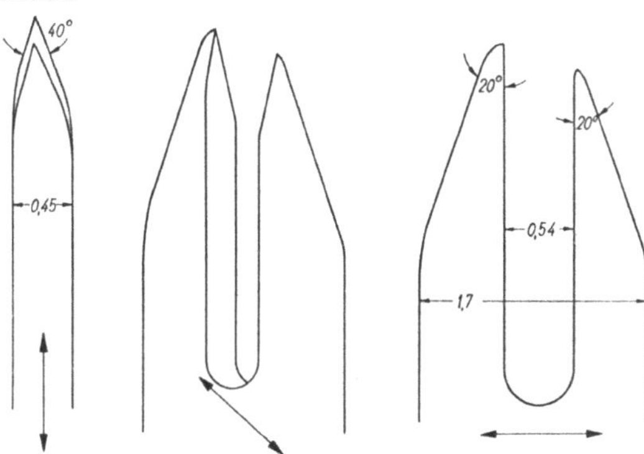

Abb. 2   Gesamtlänge: 66 mm

4. Weitere Methoden

a) Kravitz-Ringe

Es handelt sich hierbei um einen Plastikring mit kleinen Spitzen auf einem kleinen Stempel (vgl. Abb. 3). Auf einer Grundfläche von 10 × 10 mm stehen auf einem

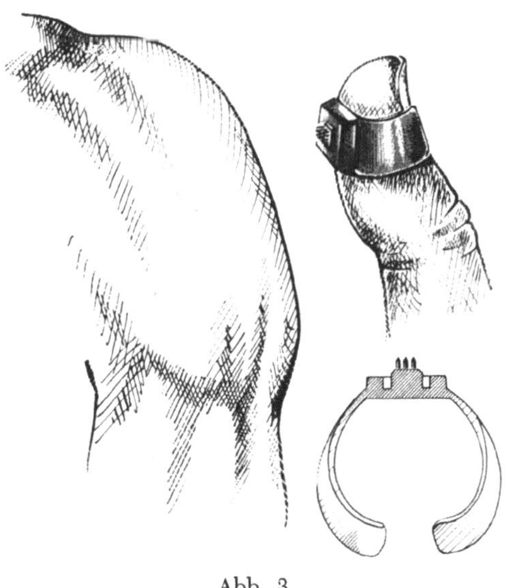

Abb. 3

Quadrat von 3 × 3 mm Seitenlänge 9 Nadeln in je einer Länge von 2,16 mm in einem Abstand von jeweils 0,76 mm. Der Impfstoff wird auf die kleinen Nadelspitzen aufgetragen; der auf den Daumen aufgesteckte Plastikring wird kräftig auf die Haut

des Impflings aufgesetzt und angedrückt. Dabei wird der Impfstoff durch die
Epidermisschicht hindurch in die Haut eingepreßt. Die Methode ist bequem, sauber
(Einwegware), sicher, jedoch noch relativ kostspielig.

b) Fräs- (Rotating-) Verfahren

Bei diesem, in Indien häufig angewandten Verfahren, wird auf die gereinigte
Haut ein Tropfen Impfstoff aufgebracht und eine Lanzette — ähnlich einem Pirquet-
bohrer (vgl. Abb. 4) —, die vorne einen mit flachen Dornen bewehrten Stempel hat,
auf den Impfstofftropfen aufgesetzt und gedreht.

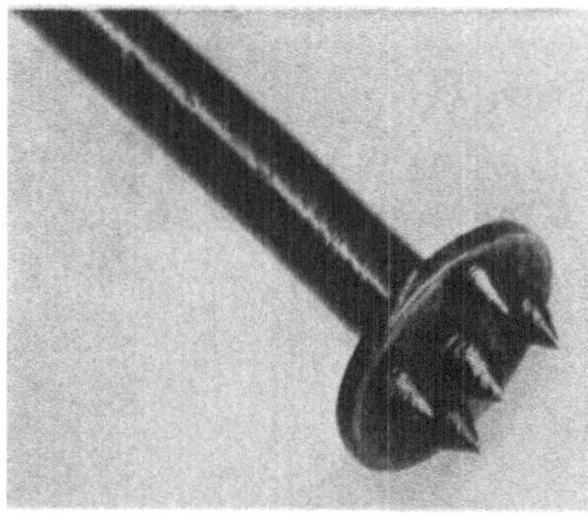

Abb. 4

Die Hautverletzungen sind dabei be-
trächtlich und dementsprechend auch die
Impfreaktionen. Es gibt große und unschöne
Narben. Der Impferfolg mit dieser Methode
ist sehr gut. Die Methode kann auch unge-
schultem Personal in die Hand gegeben
werden. Die Reinigung der Lanzetten erfolgt durch Eintauchen in Kerosin und Ab-
brennen. Dabei erhitzt sich dieser Eisen-
stempel sehr stark und wird rußigschwarz.
Es dauert daher relativ lange Zeit, bis die
Lanzette wieder verwendet werden kann.
Auf Massenimpfterminen werden daher oft
zu heiße Lanzetten in den Impfstoff einge-
taucht. Ein weiterer Nachteil ist der hohe Impfstoffverbrauch (2- bis 3mal so groß
wie bei der Skarifikationsmethode, vgl. Ziff. 3).

c) Subkutanimpfung

Sie wurde in Österreich eingeführt. Dazu wurden 0,1 ml eines Impfstoffes injiziert,
der 5 mal 10^4 bis 1 mal 10^5 infektiöse Viruseinheiten pro 0,1 ml enthielt. Nachteil
dieser Methode ist, daß eine relativ geringe Virusmenge injiziert wird, die bei einer
partiellen Inaktivierung des Impfstoffes durch Wärme und Lagerung oft nicht mehr
ausreicht, um einen Impferfolg zu garantieren. Deshalb gab es bis zu 40 % Impf-
versager bei Erstimpfungen. Wegen der äußerlich nicht erkennbaren Impfreaktionen
bedarf es zur Beurteilung des Impferfolges einer besonderen Erfahrung, weil das
Infiltrat, die regionalen Lymphknoten, sowie die Milz abgetastet werden müssen. In
Zweifelsfällen wurde der Antikörpernachweis im Blut erforderlich. Ein weiterer
Mangel dieser Impfmethode ist es, daß bei Verwendung von ungereinigten Impfstoffen Fremdproteine (Allergene) appliziert werden. Als Vorteil der Methode wurde
angesehen, daß die Impfung entsprechend der geringen Virusmenge weniger reak-
togen ist und auch nach der Erstimpfung keine Narben hinterläßt. Dies stellte sich
jedoch später bei der Beurteilung der Impffähigkeit von Wiederimpflingen als
Nachteil heraus.

d) Hochdruck- (Jet-) Verfahren

Es gibt zwei Methoden, die subkutane und die intradermale Hochdruckimpfung.
Zur Hochdruckimpfung darf nur ein für diesen Zweck besonders aufbereiteter Impfstoff Verwendung finden. Im Falle der Erstimpfung kommt es bei der subkutanen
Applikation nur ausnahmsweise zur Narbenbildung. Bei der intradermalen Applikation fehlt die Narbe sehr oft bzw. ist sie sehr diskret. Aus diesem Grunde eignet sich
die Hochdruckimpfung in erster Linie für Wiederimpfungen (vgl. Abb. 5).

Die subkutane Hochdruckimpfung: Die Injektionsmenge soll 0,2 ml betragen, so daß mindestens 2 mal 10^7 infektiöse Einheiten appliziert werden. Dieses
Verfahren hat den Nachteil, daß der Impferfolg schwierig zu beurteilen und der

Impfstoffverbrauch hoch ist. Demgegenüber hat es den Vorteil, daß die Impfstelle keiner besonderen Beachtung bedarf und der Impfling nach der Impfung gebadet werden kann.

Die i n t r a d e r m a l e Hochdruckimpfung: Die Impfstoffmenge soll 0,1 ml betragen (eine größere Menge ist schmerzhaft!). Der Impferfolg bei intradermaler

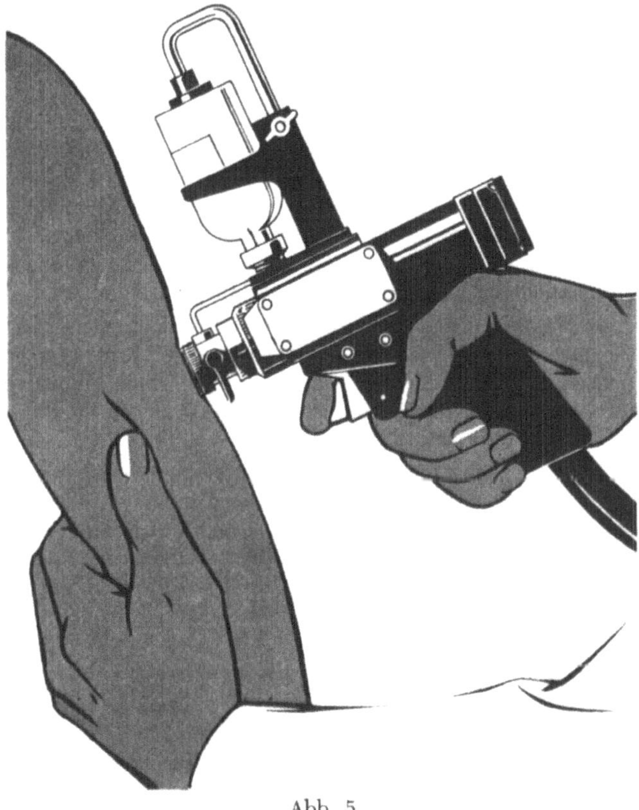

Abb. 5

Impfung ist bei Erst- und Wiederimpflingen besser abzulesen als bei der subkutanen. Die Angehrate erreicht nahezu 100 %. Bei etwa einem Drittel der Erstimpfungen kommt es zur Narbenbildung. Die Injektionsdüse muß bei der Impfung fest auf die Haut aufgedrückt werden, damit sich kein Impfstoffaerosol im Raum ausbreitet, was bei längerem Aufenthalt zu Kopfschmerzen und zur Schwellung der Schleimhäute der oberen Luftwege führen kann.

Über den Wandel der Ansichten zum optimalen Impfalter bei der Pockenschutz-Erstimpfung

H. STICKL

Das Kaiserliche Gesundheitsamt teilte 1885 mit, daß über das optimale Impfalter so gut wie nichts bekannt sei. Anlaß zu dieser Stellungnahme war ein kritischer Vergleich der Erkrankungszahlen an Pocken bei Kindern v o r der Impfung in Deutschland und in England: 1882 erkrankten 681 Kinder im Deutschen Reich an Pocken v o r der Impfung, in England (1884) dagegen nur 45. Unter dem Eindruck dieser Zahlen sollte das Für und Wider des optimalen Impfalters der Kinder diskutiert werden: seuchenhygienische Gesichtspunkte bestimmten also die Diskussionen.

Zwei extreme Auffassungen standen sich bereits damals gegenüber. Der Bericht erwähnt die Schweiz: im Kanton Neuchatel werden die Kinder gegen Ende des 5. Lebensjahres geimpft, während im Kanton Thurgau schon unmittelbar nach der Geburt geimpft wird. Unterschiede hinsichtlich Wirksamkeit, Angehrate und Schadenshäufigkeit wurden nicht mitgeteilt.

Auch G. CUSTER (Zürich, 1882) stellte Überlegungen an, warum 1870/71 in Frankreich ca. 200 000 Menschen an Pocken sterben mußten. Er sieht die Ursachen in einem hohen Grad an individueller Freiheit, verbunden mit weitverbreiteter Impfgegnerschaft und in der späten Erstimpfung (3. bis 4. Lebensjahr) die auf die Ansicht zurückgehe, daß die Impfung den Säuglingen und Kleinkindern schade. Nach BOLLINGER warten in Italien „viele Eltern so lange als möglich, und auf diese Weise erreichen die Kinder vielfach das für die Impfung ungünstige Alter von 3, 4 und 5 Jahren, wo sie häufig die Impfpocken zerkratzen" . . . (zit. bei CUSTER).

CUSTER dagegen tritt für eine r e c h t z e i t i g e Impfung ein, eine Impfung — wie er betont — v o r Ausbruch einer Pockenepidemie. BOHN (Berlin, 1867) diskutiert ausdrücklich das beste Impfalter und beschreibt: „Allseitig ist das früheste Lebensalter als die geeigneste Zeit" für die Impfung anzusehen.

Im Jahre 1884 hatte die „Impfcommission" des Reichsgesundheitsamtes empfohlen, Kinder im Alter von 0 bis 3 Monaten n i c h t zu impfen.

Für Untersuchungen zum Thema Früh- oder Spätimpfung standen damals die Ergebnisse aus den Findelanstalten in Moskau und Petersburg zur Verfügung. Dort wurden 30 000 N e u g e b o r e n e geimpft (lt. FROEBELIUS). Es wird lediglich berichtet, daß die Impfung beim Neugeborenen blander verlaufe und daß eine höhere Rate von Impfungen nicht angegangen sei.

Die Ergebnisse einer weiteren Untersuchung hat 1889 ABLASS in seiner Dissertation veröffentlicht. Der jüngste Impfling war 15 Minuten alt und noch nicht abgenabelt. Von 120 geimpften Neugeborenen sind im Anschluß an die Impfung 5 gestorben, davon eines an einer Phlegmone, eines an Krämpfen und drei an einer Pneumonie. Man nahm keinen Zusammenhang mit der Impfung an. Immerhin deuten 5 Sterbefälle bei 120 Impflingen (= 4,2 %) auf ein ungewöhnlich hohes Impfrisiko hin. Heute würden diese Zwischenfälle wohl sämtlich als Impfschäden angesehen werden. PEIPER zitiert SHUKOWSKY, der auch nach Impfungen in den Nabelstrang eine Vaccineimmunität bei Neugeborenen beobachten konnte (E. PEIPER in LENTZ — GINS, S. 390).

Im „Handbuch der Vaccination" von BOHN (1885, Leipzig, S. 189) finden sich die Ergebnisse einer Studie an 680 Kindern, die in der Findelanstalt Moskau geimpft wurden. Es handelte sich um Neugeborene und um Kinder in den ersten Lebenstagen. Dabei konnte die Beobachtung von ABLASS im wesentlichen bestätigt werden. Über Impfschädigungen direkter oder mittelbarer Art wird nichts vermerkt.

Die Pockenepidemie Ende der neunziger Jahre traf Deutschland in einer anderen Situation: der Durchimpfungsgrad der Kleinkinder konnte als gut bezeichnet werden. Die Frühimpfungen wurden bis zum Ende des ersten Weltkrieges propagiert. Hier wurden die ersten kritischen Stimmen laut. Es dauerte aber noch lange, bis erste Veröffentlichungen zu diesem Thema erschienen. So konnte JELINEK (1933) einen kritischen Überblick über das Impfalter geben, der sich nur zum Teil auf eigene Untersuchungen, zum Großteil aber auf Ergebnisse anderer Autoren stützte. JELINEK verweist auf STOCKUM und LIEBERMANN, die mitgeteilt haben, daß die Impfungen bei Säuglingen ohne schwere Begleiterscheinungen gut angingen. JELINEK betont, daß „erfahrene" Kinderärzte wie KIRSTEIN und LOTZ seit jeher der Frühimpfung mit einer gewissen Reserve gegenüber gestanden haben. Die damaligen Impfstatistiken berücksichtigten nur das Angehen der Impfung, niemals aber das weitere Gedeihen des Kindes. Berücksichtigt man dieses jedoch, so müsse man sich eigentlich der „Spätimpfung" zuneigen.

In der Impfpraxis wurde die Tendenz zur späteren Erstimpfung wieder erkennbar, zumal die epidemiologische Notwendigkeit einer Frühimpfung von den 30er Jahren ab nicht mehr vorlag. Blickt man zurück, so waren es in den letzten 50 Jahren vor allem Kinderärzte, die für eine spätere Impfung eingetreten waren und vorwiegend Epidemiologen, die die Frühimpfung befürwortet hatten.

Die Ergebnisse der Untersuchungen von HERRLICH und seinen Mitarbeitern in Deutschland und PUNTIGAM in Österreich deuteten nach dem 2. Weltkrieg darauf hin, daß vom dritten Lebensjahr an eine höhere Enzephalitisgefährdung der Impflinge besteht. Es ist dabei unbekannt geblieben, wie weit diese Ergebnisse damals mathematisch gesichert wurden. Hinzu kommt, daß eine statistische Auswertung von zerebralen Impfkomplikationen damals eine Lücke gerade in den ersten 20 bis 22 Monaten aufwies. Erst allmählich wurde die postvakzinale Enzephalopathie als altersbedingtes Äquivalent einer postvakzinalen Enzephalitis anerkannt und gewertet. So vermutet WEBER, daß der Altersphase nach dem 2. bis 3. Lebensjahr zu viele Impfkomplikationen zugeschrieben werden, einfach, weil in diesem Alter sich der typische, histo-pathologische Befund der perivenösen Herdenzephalitis leichter erheben ließ. Eine stichhaltige Nachprüfung dieser Überlegungen ist indes heute nicht möglich, weil auf Grund der Arbeiten HERRLICH'S die Erstimpfung bei Kindern nach dem 3. Geburtstag nicht mehr durchgeführt werden durfte und somit ein Vergleich der Enzephalitisanfälligkeit verschiedener Altersgruppen unter Nutzung moderner diagnostischer Erkenntnisse derzeit nicht möglich ist. In den USA wurden nicht die gleichen Erfahrungen hinsichtlich der Altersdisposition der Enzephalitis gemacht wie in Deutschland.

Andererseits gibt PUNTIGAM (1952) eine Zwischenfallhäufigkeit von 1 : 800 bei Kindern über 3 Jahren an. Bei dieser hohen Komplikationsrate mag wiederum diskutiert werden, inwieweit die Diagnose bei der sogenannten „abortiven Enzephalitis" als gesichert gelten darf. HERRLICH u. a. wies mehrfach darauf hin, daß eigentlich nur die histopathologisch verifizierten Diagnosen als gesichert gelten dürften. Jedenfalls wäre der Aufmerksamkeit der deutschen Impfärzte um die Jahrhundertwende — zum großen Teil Kinderkliniker mit Weltruf (z. B. v. PIRQUET, v. PFAUNDLER u. a. m.) — eine so hohe Komplikationsrate nach der Pockenimpfung nicht entgangen. Dennoch wurde trotz statistischer und prinzipieller Einwände und anderer Erfahrungen die Gefährdung älterer Erstimpflinge lange Zeit als gesicherte Tatsache angesehen. In der Impfpraxis zeichnete sich folglich wieder einmal die Tendenz zur frühen (6. bis 12. Lebensmonat) und frühesten (unter 6. Lebensmonat) Impfung ab. Letztere findet heute (1969) in Deutschland durch EHRENGUT noch einen überzeugten Befürworter.

Welches sind die wichtigsten A r g u m e n t e   f ü r   e i n e   F r ü h e s t i m p f u n g ?

Epidemiologische Gesichtspunkte spielen heute bei uns für die Frühestimpfung eine untergeordnete Rolle, weil keine unmittelbare Praesenz von Pocken den Neugeborenen mehr droht. Sie werden abgelöst von solchen, die eine Verringerung des Impfrisikos berücksichtigen. Es kann als gesichert gelten, daß Säuglinge und Kleinkinder weniger Fieberkrämpfe auf dem Höhepunkt der Impfreaktion wie auch bei anderen fieberhaften Infekten bekommen als Kinder nach dem 12. Lebensmonat. Andererseits haben viele Formen zerebraler Störungen und Schädigungen in diesem Alter noch nicht ihre typische klinische Ausdrucksform. Sie können dennoch latent vorhanden sein und sich zum Teil in anderweitiger Symptomatik äußern. Auf die unterschiedliche altersabhängige Form der postvakzinalen Enzephalitis bei Kindern vor und nach dem 2. Geburtstag (24. Lebensmonat) wurde bereits hingewiesen. Daß Impfschäden in den ersten drei Lebensmonaten keineswegs harmloser sind als die späteren klinisch auffälligeren postvakzinalen Schädigungen, ist immer wieder, auch neuerdings betont worden (BERGER, DOOSE, HERRLICH, SEITELBERGER, STICKL). Tödliche Impfkomplikationen sind in den ersten 6 bis 9 Lebensmonaten am häufigsten. Dies veranlaßte EHRENGUT (Münch. med. Wschr. 1968) zu der Feststellung, daß letztlich der Impfarzt sich entscheiden müsse, ob er das höhere Risiko einer tödlichen Impfkomplikation bei Frühimpfungen mit dem gleichzeitig geringeren Vorkommen von Fieberkrämpfen vorziehe oder die umgekehrte Alternative. „Fieberkrämpfe" seien schließlich nicht so harmlos wie man einstens angenommen

Immer wieder wird auf den b l a n d e r e n   V e r l a u f   d e r   I m p f u n g   i n n e r h a l b   d e r   e r s t e n   6   M o n a t e hingewiesen. Materno-fetal übertragene antivakzinale Antikörper seien die Ursache. Diese spielte früher, als noch vier Impfschnitte angelegt wurden, sicherlich eine größere Rolle als heutzutage. Bei einer 1967/68 durchgeführten Untersuchung mit Blut von Müttern im Alter zwischen 17 und 28 Jahren und mit Nabelschnurblut ihrer Kinder konnte nur bei $^1/_5$ der Kinder ein vakzinaler Antikörpertiter nachgewiesen werden. Bei erneuten Untersuchungen dieser Kinder nach 1 bis 3 Monaten war nur noch in Ausnahmefällen ein AK-Titer nachweisbar (STICKL, Symposium über aktuelle Probleme der zerebralen Komplikationen nach Pockenschutzimpfung, Nov. 1967 in Wien). Wenn heute Kinder im dritten oder vierten Lebensmonat noch eine blandere Impfreaktion aufweisen sollten als ältere Kinder, so muß dies eher der geringeren altersspezifischen Reaktionsbereitschaft gegenüber gewebsallergischen Reizen als einem noch wirksamen humoralen Antikörpertiter zugute geschrieben werden.

Gibt es überhaupt ein optimales Impfalter?

JENNER hat zwar schon Säuglinge geimpft, aber auch größere Kinder und Erwachsene. Diese Impfpraxis, die nicht an Altersgrenzen gebunden war und sich damals vorwiegend nach epidemiologischen Notwendigkeiten richten mußte, wurde 30 Jahre später durch die Tendenz zur Spätimpfung abgelöst. Doch fast gleichzeitig (erste Hälfte des 19. Jahrhunderts) meldeten sich kritische Stimmen und veranlaßten die Revision bisheriger Lehrmeinungen. In den Findelanstalten setzte sich zuerst die Frühimpfung durch.

So wechselten also die Ansichten, und die Impfpraxis wurde jeweils revidiert — oft mit Überschneidungen in diesem wellenförmigen Auf und Ab der Lehrmeinungen:

dies bedeutet aber, daß es ein optimales Impfalter nicht gibt. Es bedeutet zugleich, daß es nicht angeht, den impfenden Ärzten ein bestimmtes Verfahren aufzuzwingen — sei es die obligate Frühhestimpfung oder auch die einseitige Empfehlung einer Spätimpfung.

Am besten ist es, wenn der Kinderarzt, der die Kinder kennt und betreut, der mit den Familienverhältnissen vertraut ist, über die Anamnese der Familie und des Kindes Bescheid weiß, die Erstimpfung vornimmt. Eine Frühimpfung sollte demnach nur dann durchgeführt werden, wenn durch sorgfältige Erhebung der Anamnese und durch vorherige fachgerechte Untersuchung des Kindes eine Vorschädigung ausgeschlossen werden kann. Alle Problemkinder, zu denen hier auf Verdacht hin auch der Säugling zählt — wenigstens solange nicht durch fachärztliche Untersuchung bei ihm das Gegenteil wahrscheinlich gemacht wurde —, sollten solange zurückgestellt werden, bis auch der Ungeübte und besonders der einmal im Jahr und nur ad hoc tätig werdende Impfarzt auf den ersten Blick eine geistige oder statische Entwicklungsstörung des Kindes erkennen kann. Denn es gehört zum gesicherten Wissensschatz, daß nur gesunde Kinder geimpft werden dürfen, daß vor allem Kinder mit anlagebedingten und/oder perinatal erworbenen Zerebralschäden von der Impfung auszuschließen sind. Der Impfarzt in öffentlichen Impfterminen, der das Kind erstmals und nur kurz sieht, wird bei einem 12 bis 18 Monate alten Kind eine Gesundheits- und Entwicklungsstörung nicht so leicht übersehen, wie bei einem Säugling auf dem Arm der Mutter. Zudem manifestieren sich bestimmte Zerebralschäden, z. B. „BNS-Krämpfe", in der Regel erst nach dem 6. bis 9. Lebensmonat. Man wird außerdem von den Eltern als Laien nicht verlangen können, daß sie latente Zerebralschäden bei einem Säugling erkennen und diese dem Impfarzt angeben. Wie es überhaupt um ein sogenanntes „Problem- oder Risikokind" steht, läßt sich ohne Mühe meistens erst nach dem 12. bis 18. Lebensmonat erkennen — d. h. wenn die Säuglings- und Kleinkindesentwicklung abgeschlossen ist und das Zentralnervensystem eine bestimmte Ausdifferenzierung erreicht hat. „Problemkinder" sollen daher nicht zu früh und nicht ohne geeignete Vorbehandlung gegen Pocken geimpft werden. Liegen manifeste Dauerschäden des Zentralnervensystems vor, so muß die Impfung unterbleiben.

Nach den Unterlagen der Bayerischen Landesimpfanstalt über 463 Impfschäden der Jahre 1959 bis 1968 hätten sich 82 Impfschäden vermeiden lassen, wenn man bei Verdachtspunkten in der Anamnese (Zwillingsfrühgeborene, Zangengeburten, Asphyxie usw.), jedoch vorerst ohne sichtbare Krankheitszeichen vor der Impfung die weitere Entwicklung des Kindes abgewartet hätte. Bei ca. 27 dieser Kinder wurden Hinderungsgründe erst retrospektiv aus der Anamnese bekannt, nämlich nachdem es zu einer Gesundheitsstörung im Anschluß an die Impfung gekommen war.

Bei anderen Kindern ergaben sich ebenfalls erst retrospektiv Impfkontraindikationen (Infektvorbelastung, Gehirnerschütterung, Keuchhusten, Inkubation mit Infektionskrankheiten u. a.). Es handelt sich ausschließlich um Kinder zwischen 4 und 16 Monaten.

Damit steht jedoch nach wie vor frei, einzelne Kinder, die dem Haus- und Kinderarzt vertraut sind und bei denen eine entsprechende Indikation für eine Frühimpfung (Auswandern der Eltern usw.) vorliegt, auch schon als Säugling zu impfen.

Schließlich muß auch noch den Impfstoffen Aufmerksamkeit zugewandt werden: es gibt zweifellos stärker und schwächer reaktogene Pockenimpfstoffe. Es leuchtet ein — und hat sich durch Beobachtungen bestätigen lassen —, daß stärker reaktogene Impfstoffe sich auch als stärkere Provokation auf latente Vorschäden bzw. Krankheiten des Kindes auswirken können. Ein Impfstoff, der weniger Fieber verursacht, wird auch seltener einen Fieberkrampf auslösen. In Bayern wurde an einige Gesundheitsämter 1967/68 der Impfstoffstamm BERN, an andere der Impfstoffstamm ELSTREE verteilt. Obgleich noch nicht alle Meldungen über Impferfolg und Vorkommen von Fieberkrämpfen vorliegen, ist es bei den mit dem seltener Fieber erzeugenden und weniger reaktogenen Impfstoffstamm ELSTREE geimpften Kindern zu nur $^1/_4$ der Fieberkrämpfe gekommen, wie mit dem Impfstoffstamm BERN. So läßt sich wenigstens zum Teil das häufigere Vorkommen von Fieberkrämpfen nach dem 12. Lebensmonat durch einen besser verträglichen Impfstoff ausgleichen. Das Argument, man müsse wegen der fehlenden Fieberkrämpfe vor dem 6. Lebensmonat so früh als möglich gegen Pocken impfen, verliert damit an Gewicht.

Zusammenfassend ergibt sich, daß bei Impfungen mit einem geeigneten Impfstoff (s. o.) und bei individueller Bestimmung der Impfindikation und damit des Impfalters, sich viele Gesundheitsstörungen und -schäden die der Impfung angelastet werden, vermeiden ließen.

Ein bevorzugtes Impfalter gibt es für ein gesundes Kind nicht, denn nicht durch die Festlegung auf ein „optimales Impfalter" können Störungen des Impfverlaufs vermindert werden, sondern durch eine bessere Erfassung bzw. den Ausschluß der Problem- und Risikokinder von der Impfung. Wo dies durch bessere Befragung und fachgerechte Untersuchung nicht hinreichend möglich ist, sollte die Pockenerstimpfung in ein Lebensalter verlegt werden, in dem geistige und statische Entwicklungsstörungen leichter zu erfassen sind.

Literatur:

ABLASS, R.: Die Impfung Neugeborener. Inaugural-Dissertation Greifswald 1889.

BERGER, K.: Einfluß des Impfalters auf die Häufigkeit der Todesfälle nach Pockenschutz-Erstimpfungen. Wien. med. Wschr. **117** (1967) 746.

BOHN, H.: Bedeutung und Werth der Schutzpockenimpfung. Sammlung gemeinverständlicher wissenschaftlicher Vorträge, II. Serie, Heft 34, Berlin 1867.

BOHN, H.: Handbuch der Vaccination. Leipzig 1885.

CUSTER, G.: Kindersterblichkeit und Schutzpockenimpfung. Zürich 1882.

v. EINSIEDEL, H. G.: Pockenallergie und Pockenverlauf. Med. Klin. **14** (1924) 441.

EPSTEIN, A.: Über Variola beim Neugeborenen. Arch. Kinderhk. **60/61** (1913) 289.

FRANKENSTEIN, C.: Zur Frage der aktiven Immunisierung im Säuglingsalter. Zschr. Kinderhk. **32** (1922) 25.

FRANZ, T. u. M. KUHNER: Über die Impfung von Schwangeren, Wöchnerinnen und Neugeborenen. Zschr. Kinderhk. **13** (1916) 141.

HERRLICH, A.: Probleme der postvakzinalen Enzephalitis. Dtsch. med. Wschr. **87** (1962) 71.

JACOBY, C.: Das Reichsimpfgesetz vom 8. 4. 1874 etc. nach den Materialien des Reichstages Berlin 1875.

JELINEK, O.: Zur Frühvakzination im Säuglingsalter. Arch. Kinderhk. **99** (1933) 95.

KIRSTEIN, F.: Über die Schutzpockenimpfung bei Schwangeren, Wöchnerinnen und Neugeborenen. Dtsch. med. Wschr. **12** (1921) 328.

PEIPER, E.: Impfung in Real-Encyclopädie der gesamten Heilkunde, 4. Aufl., Berlin.

PEIPER, E.: Der Impftermin und die Klinik der Erst- und Wiederimpfung in LENTZ-GINS, Handbuch der Pockenbekämpfung und Impfung, Berlin 1927.

STICKL, H.: Die nichtenzephalitischen Erkrankungen nach der Pockenschutzimpfung. Dtsch. med. Wschr. **93** (1968) 511.

WOLFF, M.: Über Impfungen neugeborener Kinder. Dtsch. med. Wschr. **25** (1889) 507.

Beschlüsse des Bundesrats zur Ausführung des Impfgesetzes vom 22. 3. 1917; Veröff. Kaiserl. Gesd. Amt 1917, 209.

Ergebnisse des Impfgeschäftes im Deutschen Reiche. Arb. Gesd. Amt Berlin (Laufende Veröffentlichungen).

Immunobiologische Maßnahmen zur Vorbeugung von Impfkomplikationen

H.-PH. PÖHN

Unter den Komplikationen bei Pockenschutz - E r s t i m p f u n g e n steht nach wie vor an erster Stelle die postvakzinale Enzephalitis, die bei Kindern jenseits des zweiten Lebensjahres beobachtet wird und deren Häufigkeit jenseits des dritten Lebensjahres zunimmt (vgl. Abschnitt „Komplikationen des Impfverlaufs mit Lokalisation im Zentralnervensystem" in diesem Gutachten, S. 3).

Im Gegensatz dazu wird nach W i e d e r i m p f u n g e n die postvakzinale Enzephalitis extrem selten beobachtet. Von EHRENGUT wird eine Häufigkeit von 1 : 1,5 Millionen Impfungen angegeben (1964). Dieser auffallende Unterschied der Häufigkeit des Auftretens der postvakzinalen Enzephalitis wird auf die Basisimmunität zurückgeführt, die nach einer erfolgreichen Pockenschutzimpfung offenbar lebenslang bestehenbleibt und das Auftreten schwerer Impfreaktionen und besonders neuraler Impfkomplikationen nach einer Wiederimpfung weitgehend verhüten kann. Im Falle einer Exposition schützt die Basisimmunität nicht vor einer Pockenerkrankung.

Um Kinder, vor allem solche jenseits des dritten Lebensjahres, und Erwachsene gefahrlos gegen Pocken erstimpfen zu können, versucht man durch immunbiologische Maßnahmen eine Basisimmunität herbeizuführen und damit den Impfling vorübergehend in den Zustand eines Wiederimpflings zu versetzen. Hierfür kommen die aktive Immunisierung mit einem Totvirusimpfstoff (Vaccinia-Antigen) oder einem aktiven, attenuierten Vaccinia-Stamm oder die passive Immunisierung mit Vaccinia-Immunglobulin in Frage.

In Deutschland wird die a k t i v e V o r i m p f u n g mit Vaccinia-Antigen (HERRLICH 1959, EHRENGUT 1959) bevorzugt. Beim Vaccinia-Antigen handelt es sich um formalinaktiviertes Vaccinia-Virus aus Kulturen von tierischen Zellen. Durch eine subkutane Injektion von 1 (bis 2) ml dieses Antigens wird eine 6 bis 8 Wochen andauernde unvollständige Immunität gegenüber der Vaccinia-Infektion erzielt. Nach 1 bis 8 Wochen wird mit Pockenimpfstoff mittels einer der üblichen Kutan-Impftechniken geimpft. Die durch das Vaccinia-Antigen erzielte Basisimmunität reicht aus, stärkere Allgemeinreaktionen und neurale Impfkomplikationen weitgehend zu vermeiden. Die L o k a l reaktion auf die kutane Impfung mit aktivem Virus verläuft nach der Vorimpfung mit Vaccinia-Antigen meist beschleunigt. Derartige kombinierte Pockenschutzimpfungen sind geeignet, eine belastungsfähige Immunität zu erzielen, wie durch Reaktionen auf Wiederimpfungen nach einigen Jahren gezeigt werden konnte. Die Zahl der unter Vaccinia-Antigenschutz durchgeführten Pockenschutzimpfungen wird auf 450 000 geschätzt. Dabei sind 15 neurale Komplikationen bekanntgeworden (einschl. DDR). Hierunter findet sich ein autoptisch gesicherter Todesfall an postvakzinaler Enzephalitis bei einem 13 Jahre alten (!) männlichen Erstimpfling, ferner ein Fall von Guillain-Barré-Syndrom. Die übrigen 13 Fälle heilten ohne Restzustände aus, die Diagnose „postvakzinale Enzephalitis" konnte daher nicht sicher verifiziert werden.

Vaccinia-Antigen ist nach § 3 Abs. 3 des Arzneimittelgesetzes ein Impfstoff. Als solcher unterliegt er den noch zu erlassenden Regelungen nach § 19 Abs. 3 Ziff. 2 dieses Gesetzes.

Im Ausland — vor allem in den Niederlanden (DEKKING) und den USA (KEMPE) — wird versucht, attenuierte Vaccinia-Virusstämme für Vorimpfungen zu verwenden. Diese Versuche sind noch nicht so weit abgeschlossen, daß schon Empfehlungen gegeben werden können.

Eine passive Vorimmunisierung ist durch Verabfolgung von Vaccinia-Immunglobulin kurz vor, gleichzeitig mit oder kurz nach der Pockenimpfung möglich. NANNING sah 1962 unter 50 000 Erstimpflingen (holländische Rekruten), denen er gleichzeitig mit der Pockenimpfung 2 ml Vaccinia-Immunglobulin verabfolgte, nur drei Fälle von neuralen Komplikationen, während in einer gleich großen Kontrollgruppe von Erstimpflingen, die kein Immunglobulin erhalten hatten, elf Enzephalitiden beobachtet wurden.

Der Wert einer intramuskulären Gabe von 2 ml Vaccinia-Immunglobulin zur Prophylaxe neuraler Komplikationen in Ländern, in denen die postvakzinale Enzephalitis vorkommt, wurde von einem Sachverständigen-Ausschuß der Weltgesundheitsorganisation anerkannt (Wld Hlth Org. Techn. Rep. Ser. No. 327 [1966]). Vaccinia-Immunglobulin unterliegt als Serumfraktion den Bestimmungen des Arzneimittelgesetzes. Die Weltgesundheitsorganisation bezeichnet Vaccinia-Immunglobulin vom Menschen als „human immunoglobulin anti vaccinia" und gibt Empfehlungen für die Herstellung und Prüfung des Stoffes (s. o.).

Die Verwendung von Vaccinia-Immunglobulin vom Rind wurde versucht (JOPPICH 1962 und 1965). Dabei muß die Gefahr einer Allergisierung gegen Rindereiweiß in Kauf genommen werden. Bovines Immunglobulin ist zur Zeit nicht im Handel.

Hauptanwendungsgebiet einer aktiven oder passiven Vorimmunisierung ist die Erstimpfung bei Kindern jenseits des dritten Lebensjahres, bei Jugendlichen oder Erwachsenen mit dem Ziel, das bei diesem Personenkreis erhöhte Risiko neuraler Komplikationen herabzusetzen.

Nach der Erfahrung ist es nicht möglich, mit dieser Vorvakzinierung die postvakzinale Enzephalitis gänzlich zu vermeiden. Es gelingt jedoch, die Erkrankungsrate an postvakzinaler Enzephalitis bei den über 3jährigen Erstimpflingen auf die der unter 3jährigen zu senken. Deshalb erscheint es z. Z. auch nicht sinnvoll, sämtlichen Erstimpflingen im Alter bis zu 3 Jahren eine Vorvakzinierung anzubieten oder gar dieses Verfahren zur Vorschrift zu machen. Im übrigen stellen sich diesem Verfahren bei der routinemäßigen Anwendung in öffentlichen Terminen nach dem Impfgesetz wegen der zwingenden Notwendigkeit der zweimaligen Vorstellung und den zwei Eingriffen in Form von Injektion und eigentlicher Impfung, nahezu unüberwindbare verwaltungstechnische Schwierigkeiten entgegen.

Kontraindikationen der Pocken-Schutzimpfung können durch Verabreichung von Vaccinia-Antigen nicht aufgehoben werden.

Alle Personen, bei denen immunbiologische Maßnahmen zur Prophylaxe von Impfkomplikationen angezeigt sind, sind als Sonderfälle anzusehen. Es empfiehlt sich, die Impfungen nicht in öffentlichen Terminen, sondern in Sondersprechstunden oder in Dauerimpfstellen vorzunehmen, wo die günstigsten Voraussetzungen für Impfung und Vorimmunisierung gegeben sind und der für den Einzelfall günstigste Zeitpunkt für die Impfung bestimmt werden kann.

Außer zur Vorbeugung von Impfkomplikationen bei älteren Erstimpflingen ist Vaccinia-Antigen auch zur Auffrischung der Basisimmunität bei Personen, deren letzte Pocken-Schutzimpfung mehrere Jahrzehnte zurückliegt, erfolgreich verwendet worden, um schwerere Allgemeinreaktionen, die vor allem zu Komplikationen seitens des Herz-Kreislauf-Systems führen können, wenn schon eine entsprechende Vorschädigung besteht, möglichst zu vermeiden. Dies kann bei Schutzimpfungen im internationalen Reiseverkehr von Bedeutung sein.

Ein ausreichender Schutz gegenüber einer Variola-Infektion kann durch Anwendung von Vaccinia-Antigen a l l e i n ohne kutane Impfung mit aktivem Virus n i c h t erreicht werden (STICKL, 1968).

Literatur:

EHRENGUT, W.: Erfahrungen mit Vakzineantigen. Münch. med. Wschr. **101** (1959) 921.

EHRENGUT, W.: Impfenzephalitis und Lebensalter (Anfrage). Dtsch. med. Wschr. **89** (1964) 395.

HERRLICH, A.: Über Vakzine-Antigen — Versuch einer Prophylaxe neuraler Impfschäden. Münch. med. Wschr. **101** (1959) 12.

JOPPICH, G.: Simultanimpfung gegen Pocken. Dtsch. med. Wschr. **87** (1962) 2231.

JOPPICH, G., M. Y. KÄCKELL und H. LÖHR: Simultanimpfung gegen Pocken bei überalterten Erstimpflingen. Abschnitt II: Über die Entwicklung der Immunität nach Simultanimpfung gegen Pocken. Klin. Wschr. **43** (1965) 708.

NANNING, W.: Prophylactic effect of antivaccinia gammaglobulin against post-vaccinal encephalitis. Bull. Wld Hlth Org. **27** (1962) 317.

ROHDE, W.: Epidemiologische Aspekte der zerebralen Komplikationen nach Pockenschutzimpfung — Erfahrungen in der DDR. Mitt. d. österr. Sanitätsverw. **69** (1968) 333.

STICKL, H.: Kann mit Vaccina-Antigen ein Schutz gegen Pocken erzielt werden? Klin. Wschr. **46** (1968) 733.

Corticosteroidbehandlung und Impffähigkeit

P. V. LUNDT

Die starke und zuverlässige entzündungshemmende Wirkung der Corticosteroide hat zu einer ausgedehnten Anwendung dieser Substanzen auch in der Dermatologie, hier vor allem in Form corticosteroidhaltiger Salben, Pasten und Lotionen, geführt. Dermatologische Indikationen dieser Therapie sind akute, hochentzündliche Zustände (Musterbeispiel: Verbrennung zweiten Grades) und primär chronische und chronisch-rezidivierende Hautleiden auf konstitutioneller Basis, wie das endogene Ekzem und das sogenannte seborrhoische Ekzem, das als ein Indiz einer sowohl dem Grad wie der Art nach besonderen Empfindlichkeit des Hautorgans bezeichnet werden kann.

Da gewisse Hautleiden an und für sich eine Indikation für die Zurückstellung von der Impfung, unter Umständen sogar zur Befreiung von der Impfpflicht sein können (vgl. Merkblatt Nr. 23 des Bundesgesundheitsamts, Ausgabe 1965), kann bei Zweifeln über die Impffähigkeit eines Hauterscheinungen aufweisenden Impflings die Kenntnis einer vorausgegangenen oder zur Zeit des Impftermins noch laufenden

Corticosteroidbehandlung das Urteil über die Impffähigkeit entscheidend beeinflussen. Bei hochakuten Zuständen, vor allem solchen, die mit erheblicher Exsudation einhergehen, dürfte allein das Vorliegen einer akuten Krankheit des Organs, in das der Impfstoff unmittelbar eingebracht wird, ein hinreichender Grund für eine Zurückstellung von der Impfung sein. In der Regel klingen solche akuten Krankheiten ihrem Wesen entsprechend rasch ab, so daß sie bei Vorstellung des Impflings nach etwa 4 Wochen im allgemeinen weitgehend abgeklungen — wenn nicht gar beseitigt — sein und somit keine Bedenken gegen die Impfung mehr bestehen dürften.

Anders stellt sich die Frage, wenn einer der zuvor erwähnten chronisch-rezidivierenden „konstitutionellen" Hautkrankheiten vorliegt, und zwar auch dann, wenn zum Zeitpunkt der Vorstellung im Impftermin zwar kein akuter Schub des Hautleidens nachweisbar ist, aber anamnestisch ermittelt werden kann, daß mit Rücksicht auf die besondere Irritabilität von Hautveränderungen dieser Art und den häufigen Wechsel der auslösenden Reize eine Behandlung mit corticosteroidhaltigen Präparaten über längere Zeit durchgeführt worden ist oder noch wird. Obwohl dies heute wohl kaum noch ohne gleichzeitige lokale oder allgemeine Anwendung von Sulfonamiden oder Antibiotika der Fall sein dürfte, kann nicht außer acht gelassen werden, daß die Corticosteroide die sogenannte Infektabwehr beeinflussen und daß es sich andererseits bei der Impfung um eine künstliche Infektion mit einem Virus handelt, gegen das Antibiotika und Sulfonamide unwirksam sind. So ist es zumindest möglich, wenn nicht wahrscheinlich, daß die bei chronischen Hautleiden dieser Art ohnehin bestehende Gefahr der Entwicklung eines Ekzema vaccinatum durch die vorangegangene Corticosteroidtherapie erhöht wird. Ganz a l l g e m e i n ist deshalb die Impfung zunächst auch dann auszusetzen, wenn das chronische Hautleiden allein noch keine absolute oder relative Kontraindikation gegen die Impfung ist. Im übrigen bedarf jeder e i n z e l n e Fall dieser Art einer eingehenden Prüfung im Zusammenwirken von Dermatologen und erfahrenen Impfärzten; dabei dürfen nicht nur die Diagnose und die Tatsache der Corticosteroid-Behandlung in Betracht gezogen werden. Das gemeinsam zu erarbeitende Urteil über die Impffähigkeit ist wesentlich auch von der Ausdehnung des Krankheitsprozesses im Augenblick der Untersuchung, vom bisherigen, anamnestisch möglichst genau zu eruierenden Verlauf, von Art und Dauer und nicht zuletzt von der Dosierung der Corticosteroide abhängig zu machen. Schließlich spielen Art, Lokalisation und Häufigkeit sowie die Dauer von Rezidiven eine gewichtige Rolle für die Beurteilung der Impffähigkeit. Angesichts der Bedeutung konstitutioneller Faktoren in der Pathogenese solcher Hautkrankheiten und der nicht selten zu beobachtenden Häufung dieser Faktoren in der Familie des Impflings ist in solchen Fällen auch auf eine eingehende Familienanamnese unter dermatologischen Gesichtspunkten Bedacht zu nehmen.

Z u s a m m e n f a s s e n d ist also festzustellen, daß bei a k u t e n , mit Corticosteroiden behandelten Hautleiden in der Regel mit verhältnismäßig kurzer Dauer der Krankheit zu rechnen und zunächst eine Zurückstellung von der Impfung für etwa vier Wochen gerechtfertigt ist. Bei c h r o n i s c h - r e z i d i v i e r e n d e n Hautleiden mit und ohne Corticosteroid-Behandlung ist eine Impfung im öffentlichen Impftermin kontraindiziert; ein abschließendes Urteil über die Impffähigkeit kann in diesen Fällen nur gemeinsam vom Impfarzt und Dermatologen unter Berücksichtigung aller allgemein und individuell bedeutsamen Gesichtspunkte, vor allem der sogenannten „personalen Faktoren", abgegeben werden.

Rechts- und Verwaltungsvorschriften

I. Bund

1. Impfgesetz vom 8. April 1874 (Reichsgesetzbl. S. 31 [Bundesgesetzbl. III, Folge 27 vom 17. 11. 1961 S. 56]).

2. Verordnung zur Ausführung des Impfgesetzes vom 22. Januar 1940 (Reichsgesetzbl. I S. 214 [Bundesgesetzbl. III, Folge 27 vom 17. 11. 1961 S. 58]).

3. Durchführung des Impfgesetzes (Rundschreiben d. BMI vom 11. 12. 1959 — IV A 2–4224–01–2593/59 GMBl. 1960, S. 14).

4. Gesetz zur Verhütung und Bekämpfung übertragbarer Krankheiten beim Menschen (Bundes-Seuchengesetz) vom 18. Juli 1961 (Bundesgesetzbl. I S. 1012).

5. Zweite Verordnung zur Ausführung des Impfgesetzes vom 27. Januar 1966 (Bundesgesetzbl. I S. 89).

II. Länder

Baden-Württemberg

1. Erlaß des Innenministeriums über die Durchführung der gesetzlichen Pockenschutzimpfung vom 29. 2. 1960 (GABl. S. 89), in der Fassung des Dritten Erlasses des Innenministeriums zum Gesetz zur Verhütung und Bekämpfung übertragbarer Krankheiten beim Menschen (Bundes-Seuchengesetz) vom 1. Oktober 1962 (GABl. S. 450).

Bayern

1. Entschl. des BStMdI vom 28. 1. 1960 Nr. III 3 — 5172/10—1/60 Vollzug des Impfgesetzes — MABl. Nr. 7 S. 92; Abschnitt A Nr. II 4 mit 7 und die Anlage 5 der ME vom 28. 1. 1960 (MABl. S. 93) sind durch eine unveröffentlichte Entschließung vom 18. 11. 1968 (Nr. III 3 — 5281/5—18/68) — Gesundheitsstörungen in Verbindung mit Schutzimpfungen — überholt und deshalb nicht mehr anzuwenden.

Berlin

1. Richtlinien für die Durchführung der gesetzlichen Pockenschutzimpfung im Land Berlin vom 1. 2. 1967 — Dbl. V (1967) Nr. 11, S. 31 (in der jeweils geltenden Fassung); die Vorschrift tritt mit Ablauf des 14. 2. 1972 außer Kraft.

Bremen

1. Nichtveröffentlichte interne Anweisung an die Gesundheitsämter vom 6. 5. 1960 — 511 — 11 — 80/0.

Hamburg

1. Richtlinien für die Durchführung der Pockenschutzimpfungen für die Bezirksämter — Gesundheitsamt — und die Impfanstalt vom März 1967 (nicht veröffentlicht).

Hessen

1. Runderlaß betr. Durchführung des Impfgesetzes vom 1. 1. 1960 — Az. VI e 18 d 1403 — Nr. 298 (veröffentlicht im Staatsanzeiger für das Land Hessen 1960 S. 135).

Niedersachsen

1. Runderlaß des Niedersächs. Soz. Min. vom 19. 12. 1959 — IV 5 a — 53/0 P —
Niedersächs. Min. Bl. 1960 S. 16.

Nordrhein-Westfalen

1. Runderlaß des IM vom 14. 1. 1960 — MBl. NW S. 165/S MBl. NW 21260.

2. Runderlaß des IM vom 30. 7. 1962 — MBl. NW S. 1346/S MBl. NW 21261.

Rheinland-Pfalz

1. Runderlaß d. MdI in der Fassung vom 31. 12. 1967 — Az.: 771–01/0 — Ber.
MinBl. 1968 Bd. 1 Sp. 1417 (Verwaltungsvorschriften und Richtlinien für die
Pockenschutzimpfung).

2. Runderlaß d. MdI in der Fassung vom 31. 12. 1967 — Az.: 771–01/0 — Ber.
MinBl. 1968 Bd. I Sp. 1459 (Verhalten der Gesundheitsämter bei Impfschäden, insbesondere nach Pockenschutzimpfung).

3. Runderlaß d. MdI vom 18. 9. 1962 — Az.: 771 — 00/0 — Ber. MinBl. 1968 Bd. I
Sp. 1460 (Reichsimpfgesetz — Intensivierung der Pockenschutzimpfung).

Saarland

1. Erlaß vom 1. 1. 1960 — Erlaß über die Durchführung des Impfgesetzes. Amtsbl.
d. Saarl. Nr. 22 (1960) S. 225.

2. Gesetz Nr. 415 zur Änderung und Ergänzung der Verordnung zur Ausführung
des Impfgesetzes vom 22. Januar 1940 (Reichsgesetzbl. I S. 214) vom 6. Juli 1954
(Amtsbl. d. Saarl. Nr. 71 S. 869).

Schleswig-Holstein

1. Runderlaß des IM vom 19. März 1960 — I 60 — 530 A — Amtbl. S. 149 — Erlaß
des IM über Verhütung von Impfkomplikationen nach Pockenschutzimpfungen vom
22. 1. 1969 — IV 67 c — 531 A — Amtbl. S. 44 —.

III. Internationale Gesundheitsvorschriften

1. Gesetz über den Beitritt der Bundesrepublik Deutschland zu den Internationalen Gesundheitsvorschriften vom 25. Mai 1951 (Vorschriften Nr. 2 der Weltgesundheitsorganisation) vom 21. 12. 1955 (Bundesgesetzbl. II, S. 1060).

2. Verordnung zur Ausführung der Internationalen Gesundheitsvorschriften vom
25. Mai 1951 (Vorschriften Nr. 2 der Weltgesundheitsorganisation) im Luftverkehr
vom 26. 7. 1960 (Bundesgesetzbl. I S. 594).

3. Gesetz über die Änderung der Internationalen Gesundheitsvorschriften vom
25. Mai 1951 (Vorschriften Nr. 2 der Weltgesundheitsorganisation) und zur Änderung
des Gesetzes über den Beitritt der Bundesrepublik Deutschland zu den Internationalen Gesundheitsvorschriften vom 25. Mai 1951 (Vorschriften Nr. 2 der Weltgesundheitsorganisation) vom 29. 9. 1965 (Bundesgesetzbl. II S. 1413).

4. Verordnung über die Inkraftsetzung einer Änderung der Internationalen Gesundheitsvorschriften vom 25. Mai 1951 (Vorschriften Nr. 2 der Weltgesundheitsorganisation) vom 12. 9. 1966 (Bundesgesetzbl. II S. 802).

5. Bekanntmachung der Neufassung der Internationalen Gesundheitsvorschriften
(Vorschriften Nr. 2 der Weltgesundheitsorganisation) in der für die Bundesrepublik
Deutschland geltenden Fassung vom 11. 12. 1968 (Bundesgesetzbl. II S. 1129).

Satz und Druck: Deutsche Zentraldruckerei AG., Berlin